当代中医皮科流派临床传承书系

石门
皮科流派

李领娥◎主编

中国健康传媒集团
中国医药科技出版社

内 容 提 要

本书系统介绍了石门皮科流派的理论体系和诊疗特色，重点介绍了流派用药经验、流派常用方剂、流派优势病种诊治经验，具有重要的临床参考价值。全书内容丰富，理法方药齐备，适合皮肤科临床工作者及皮肤病患者阅读参考。

图书在版编目（CIP）数据

石门皮科流派 / 李领娥主编 . -- 北京：中国医药科技出版社，2025. 1. --（当代中医皮科流派临床传承书系）. -- ISBN 978-7-5214-4919-8

Ⅰ. R275

中国国家版本馆 CIP 数据核字第 2024PE5043 号

美术编辑　陈君杞
版式设计　也　在

出版　**中国健康传媒集团** | 中国医药科技出版社
地址　北京市海淀区文慧园北路甲 22 号
邮编　100082
电话　发行：010-62227427　邮购：010-62236938
网址　www.cmstp.com
规格　710 × 1000mm $^1/_{16}$
印张　13 $^3/_4$
字数　257 千字
版次　2025 年 1 月第 1 版
印次　2025 年 1 月第 1 次印刷
印刷　河北环京美印刷有限公司
经销　全国各地新华书店
书号　ISBN 978-7-5214-4919-8
定价　52.00 元

获取新书信息、投稿、为图书纠错，请扫码联系我们。

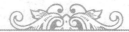

本书编委会

序

中医本无学术流派。上自伏羲一画，而分天地，阴阳肇始，要本一家。而后黄帝推演，问道于天师。神农尝百草，日遇七十二毒。乃有针药之分，其用针者，调神化气，以通神明，以虚无之术治有形之身。其用药者，浣涤脏腑，调剂水火，以有形之药而治无形之气。流派之分肇始于此。

《汉书·艺文志》载医学有房中、导引、经方、医经四家，其经方十一家。隋唐之际江南诸师秘仲景之书而不传，门户之见生，而医道遂晦。虽有真经在前，而用药之道著于时者自仲景、隐居、之才、元方、孙真人以降，十数人而已。

两宋南渡，文兴兵弱，禅、道并起，儒亦随之。乃有理学之盛，乃有鹅湖之辨，儒乃有门户之分，而格致之学为一时之选，时人共识。乃有巨富如东垣者、乃有名儒如丹溪者，由文学而入医学，以格致之学格天地而解病康，乃有思辨之学，乃有门户之分。故曰：儒之门户分于宋，医之门户分于金元，乃有四大家之说，易水、河间、东垣、丹溪。实一而四，四而一也。其理皆本于《内经》，其治皆本于仲景。流派也者，非各见道之一隅而已，须知一派之宗师，必得道之全貌而后乃可就其一端而阐扬。若未窥全豹而欲成一家之言语，开一派之先，未尝闻矣。

中医皮肤病内治源于外科消托补三法，复借鉴于内科脏腑经络之说，由学士儒生内观脏腑，思揣生克制化生旺休囚而有所见，实乃由学问而阅历者也。其外治法则，则传自民间匠人之手，出于临床实践，真由阅历而后成学问者也。

皮外科肇始神农。《本经》所言大半为外伤、疮疡、疥癣之用。后世刘涓子、陶隐居、巢元方、孙思邈，代有新出。而尤以元方《诸病》所论最详。然元方所论实乃一脉专精之术，而中医皮科流派，实则三派并存：元方其一也，外科东垣之术其二也，脏腑经络之术其三也。以此观之，今日流派，并无第四法门。

然皮外科之门开而未久：百年之前民病唯伤寒及疮疡求治于医，以其害人性命于朝夕，余则无论矣；食尚不足以果腹，衣不足以蔽体，疥癣皮毛非所得虑、所能治者。唯升平日久，民生富足，方有中医皮科产生，而燕京赵氏皮科流派为其发轫。1954 年，赵炳南先生在当时的"中央皮肤性病研究所"建中医研究室开始，计算至今，中医皮肤科已历 68 载，庶几近乎知规矩也。众多外科名医、内科名医因使命之感召走入中医皮科行业。复有众多西医开中西结合一派，张志礼、秦万章、边天羽皆一时之选。各个医家互相切磋，如琢如磨。学术交融，互相渗透，而因其所处之时空不同，所治之患者各异，所用之学术模型各别，延绵六十年，各成家法，而成不同流派。

今者，中华中医药学会皮肤科分会专门组织国内专家编写《当代中医皮科流派临床传承书系》，经系统梳理，反复论证，确有独特学术体系且传承三代以上者，定为待扶持的中医皮科学术流派，曰：燕京赵氏皮科流派、燕京金氏皮科流派、盛京皮科流派、龙江皮科流派、齐鲁杜氏皮科流派、北京广安皮科流派、长安皮科流派、海派夏氏皮科流派、黔贵皮科流派、岭南皮科流派、天山刘氏皮科流派、石门皮科流派、吴门孟河皮科流派、盱江皮科流派、湖湘皮科流派、闽山崑石皮科流派、汉上徐氏皮科流派、津门皮科流派、四川文氏皮科流派。

世界之大，以变化为不易之理。从没有流派走向流派产生，是中医皮科学术发展的必经阶段。所谓流派者，非见解互相诋忤，实为各得乎中道，而就所见之患者，自医道之海略取一瓢，以解一方患者之疾苦者也。非为各得一道，道道不同。当知万本一源，众流归海。海也者，神农黄帝之学也，仲景华佗之术也。

众多流派的推出将使学术进一步繁荣，并将促进更广大的医生群体的学术交流，互融互通，互相激发。经过一定时间的充分交流，若干流派，必将再次融汇，产生更高级别的中医皮科学术共识，并带领中医皮科在更高的层面上开创新的学术流派。

作为本书的总主编，在此谨祝丛书能够充分展示各家学术思想，促进中医皮科学术传播与交流，祝愿在不久的将来，我们能够在流派碰撞的基础上，推动中医皮科学术水平达到新的高度。

杨志波

2022 年 10 月

前　言

中医药文化博大精深，几千年来代代传承，中医药宝库如今日益丰富，持续发展，历史记载的中医学著作数不胜数，自《黄帝内经》开启中医学奠基之始，到《神农本草经》《伤寒杂病论》《千金要方》《千金翼方》《本草纲目》等，后世医家在学习历代先贤著作的基础上，师古而不泥古，顺应时代的变迁，不断推陈出新，中医学得到了不断地创新和发展。

皮肤病在古代没有形成专科，许多皮肤病的论述散见于各种外科文献中。《周礼·天官》中记载"疾医""疡医""食医""兽医"。其中"疡医"就是外科医生，主治包括皮肤病等外科病证。中医皮肤科是中医外科的一个分支，明清时期已经有了丰富的外科著作，比如《外科正宗》《外科证治全生集》《理瀹骈文》等，书中也记载了皮肤病内容，各具特色。

近现代中医皮肤科医家在此基础上，结合自身临证实践经验，逐步形成了具有代表性的理论体系和学术观点，涌现出了一批以赵炳南、顾伯华、朱仁康、张志礼、秦万章、管汾、边天羽等为代表的中医皮肤科及中西医结合皮肤科专家。

石门皮科流派的医家，在继承先贤思想和观点的基础上，在长期的临床实践中，因时、因地、因人形成了石门皮科流派的学术特色、用药经验、常用方剂、优势病种诊治经验等。本书对于以上内容进行了详细的介绍，希望本书能对皮肤科流派学术传承发展作出贡献。

最后，对所有为本书编写工作做出努力的人表示衷心感谢！由于编者水平有限，在内容上难免有不足之处，敬请各位读者批评指正，以期再版时修订完善。

李领娥

2024 年 9 月

目 录

第一章　流派概述

第二章　流派学术特色

第三章 流派用药经验

第四章 流派常用方剂

第五章　流派优势病种诊治经验

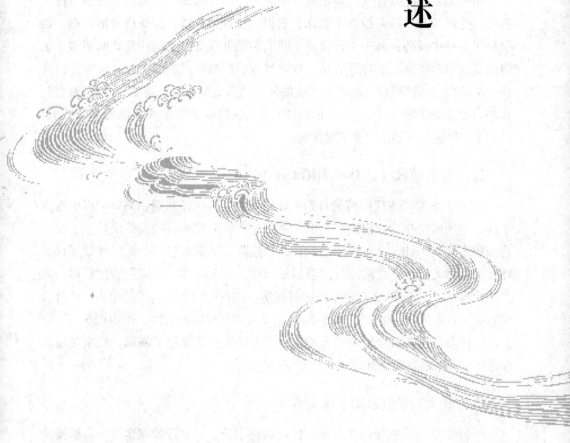

第一章
流派概述

石家庄市中医院皮肤科成立于1990年，从医院的中医外科分出，成为独立的科室，吴自勤主任为首任皮肤科主任，用一间门诊开启石家庄市中医院皮肤科独立发展历程。在30余年的历史进程中，遵循"以中医为主体，中西医结合治疗皮肤病"的发展理念，经过几代人的传承打拼，形成了在冀中地区乃至全国皮肤科领域都颇具特色和声望的中医流派——石门皮科流派。

一、萌芽阶段（1990~1999年）

皮肤科的创始人吴自勤主任出身于中医世家，曾跟随著名皮肤病专家朱仁康、庄国康、蔡瑞康等教授进修学习。她在治疗皮肤病时，注重辨病与辨证相结合，善于运用中医基础理论指导皮肤病的诊断与治疗，学古方但不拘泥于古方，用药灵活，配方合理。多年来，在前人经验的基础上摸索出了许多自己独特的治疗经验与方法并服务于临床，取得了良好的疗效，深受患者的欢迎。她研制了多种中成药，其中4种获得了院内制剂批准文号。治疗角化鳞屑型手足癣的复方皂黄洗剂，治疗荨麻疹、玫瑰糠疹、脂溢性皮炎的凉血止痒丸，治疗银屑病的白苓消银颗粒，治疗扁平疣的复方马齿苋颗粒都取得了非常好的疗效。在吴自勤主任的领导下，石家庄市中医院皮肤科专业技术人才队伍不断壮大，开启了中医院皮肤科的独立发展历程。

二、发展阶段（1999~2004年）

1999年李秀萍主任接替吴自勤主任担任皮肤科主任，继续高举"以中医为主体，中西医结合治疗皮肤病"的发展理念，扩大皮肤科中医外治疗法，如中药面膜、耳穴、针灸、自血疗法、针刺、拔罐、甲癣封包等，同时开展现代医疗技术如激光治疗、过敏原检测及脱敏治疗、真菌检测、白癜风表皮移植、微波治疗等项目。于2002年建立皮肤科病房，使皮肤病主要病种的中西医结合诊疗水平又迈上了新的台阶。2000~2004送了4名医生参加省内、国内皮肤病专业学习，提高了皮肤科医生的专业能力，为发展皮肤科奠定了基础，科室规模和业务体量亦不断发展提升。

三、壮大阶段（2004年至今）

2004年李领娥主任当选为第三任皮肤科主任，李主任带领全科人员积极开展中医特色疗法，开展了中医外治长期发展战略。她重视人才培养，积极引进中医、西医皮肤科人才，开展科室医生的全员培训计划、开发新的院内特色中药制剂、梳理临床经验、制定规范诊疗、扩大学术网络、加强学术交流，科室规模及业务体量均取得了令人瞩目的成绩。科室于 2006 年被石家庄市原卫生局评为"医学重点学科"，2007 年 11 月筹建了石家庄市中医院皮肤科的独立病区，疑难重症皮肤病的诊治迈上新的台阶。同年 12 月，科室被评为国家中医药管理局"十一五"重点建设专科，参与"痤疮""银屑病""带状疱疹" 3 个重点病种诊疗方案的制定。自此之后，科室开始了跨越式发展。2012 年 7 月被批准为国家临床（中医）重点专科、国家中医药管理局"十二五"重点专科……各项荣誉接踵而至。科室目前为国家级性病门诊、艾滋病监测哨点，河北省中医药管理局皮肤性病牵头单位，河北省中医药学会、中西医结合学会皮肤性病分会主任委员单位，河北省化妆品不良反应监测评价基地，河北省中医药管理局皮肤外治重点研究室，石家庄市十大名中医科。科室依托石家庄市中医院，成立了"河北省中医皮肤科大联盟"，目前拥有 90 余家成员单位，并积极同全国优质医疗单位对接，现为"京津冀皮肤科中西医融合发展联盟"副会长单位，"首都医科大学附属北京中医医院国家区域中医诊疗专科联盟"成员单位，"国家卫生计生委·中日医院毛发专病医联体"协作单位，"国家远程医疗与互联网医学中心皮肤影像推广单位"。2022 年被评为"河北省区域中医（专科）诊疗中心建设单位"，2023 年加入公立医院改革与高质量发展示范项目，全面启动皮肤科区域医疗中心项目建设，2024 科室被评为"国家中医优势专科建设单位"，目标是要将皮肤科建成集科学研究、人才培养、医疗服务、产业发展、学术交流为一体的综合学科，打造一批具有良好政治业务素养、专业结构合理、具有发展潜力的学术团队。在建设期间，挖掘中医瑰宝，传承创新，通过办会、师承、规培、科研等形式培养骨干，强化软硬件设备，以"一带一路"帮扶，提升本省乃至全国的中医临床人才，为更多的皮肤病患者解除痛苦。

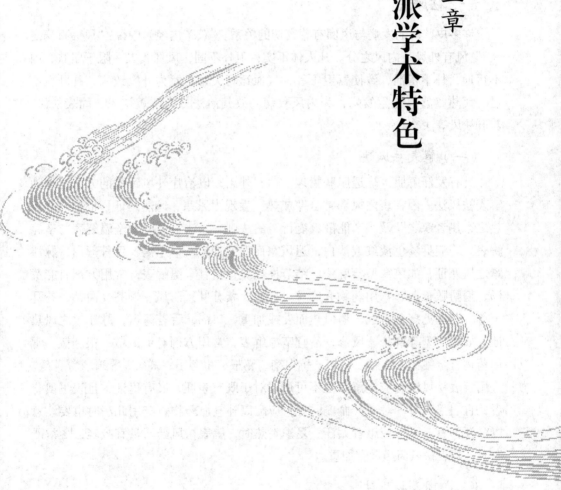

第二章

流派学术特色

第一节　流派内治法

内治法是指用方药内服治病的一种方法。临床上根据皮肤病致病因素及病机变化，分为祛风法、清热法、祛湿法、温通法、活血法、补益法、补肾法、软坚法、润燥法等。

一、祛风法

许多皮肤病的发病与风邪有着密切的关系。《黄帝内经》中说："风为百病之长。"风有外风与内风之分。凡人体不实，卫外不固，风邪袭人，阻于肌肤，内不得通，外不得泄，致使营卫不和，气血运行失常，此为外风致病。凡肝血不足、痰热壅盛等化生发病，为内风致病。故其治法分为解表祛风、固表祛风、养肝祛风等法。

（一）解表祛风法

具有发汗解肌，疏透肌肤腠理，达邪外出，以治疗外风致病的方法，称为解表祛风法。因在表之风邪常合寒或热，表现为风寒、风热两证，根据"寒者热之，热者寒之"及"辛能散、能行"的法则，治法上又分为辛温解表与辛凉解表。若症见疹色淡红或淡白，遇风寒而发或加重，口不渴，舌苔薄白，脉浮紧之风寒证，如风寒型荨麻疹、结节性红斑，治宜辛温解表，常用方剂有麻黄汤、荆防败毒散，常用药物有麻黄、桂枝、紫苏叶、防风、荆芥、白芷、苍耳子等。若症见疹色鲜红，遇风热而发或加重，口渴，舌苔薄黄，脉浮数之风热证，如风热型荨麻疹、风疹，治宜辛凉解表，常用方剂有消风散、银翘散，常用药物有金银花、连翘、柴胡、杭白菊、葛根、牛蒡子、蝉蜕、桑叶、浮萍等。应用解表祛风法时应注意里证不可用。对于既有表证，又有里证，且表里俱急者，宜表里双解。对于气血虚弱者，应配以补气血药物。应用此法时也要注意以微汗为宜，不可使患者大汗。夏季炎热时，解表祛风药药量宜减轻；冬季严寒时，解表祛风药药量宜加重。

（二）固表祛风法

卫气不固，则腠理疏松，风寒易袭，症见疹色淡红，呈点豆状，体虚自汗，舌质淡，苔薄白，脉细之表虚不固证，如慢性荨麻疹、湿疹，治宜固表祛风，常用方剂有玉屏风散，常用药物有黄芪、白术、防风、桂枝、生姜、大枣等。

应用固表祛风法时应注意无表虚、卫气不固者不可用。

（三）养肝祛风法

肝失血养，血虚生风，或风燥伤血，或老年气血不足，肌肤失养，症见皮肤干燥，脱屑，头发枯落，面色无华，瘙痒无度，头目眩晕，舌质淡苔白，脉弦细，如瘙痒症、银屑病，常用方剂有地黄饮子、当归饮子，常用药物有何首乌、当归、生地黄、熟地黄、川芎、白芍、僵蚕等。

二、清热法

火与热同源，火为热之甚，热为火之渐。不论外感热邪，还是脏腑实热，蕴郁肌肤均可导致皮肤病。如《医宗金鉴·外科心法要诀》说："痈疽原是火毒生。"临床根据热毒的不同情况，其治法常分为清热解毒、清热凉血、清脏腑热、清热解暑等法。

（一）清热解毒法

热毒壅遏肌肤，致使气血凝滞，营卫不和，症见皮疹焮热，色赤面肿，或化脓，伴发热，恶寒，口渴喜冷饮，小便红赤，大便干或秘结，舌红苔黄，脉洪数之热毒证，如各种化脓性皮肤病、油漆皮炎、丹毒等，治宜清热解毒，常用方剂有黄连解毒汤、五味消毒饮，常用药物有黄连、黄芩、黄柏、栀子、金银花、蒲公英、紫花地丁、菊花、重楼、鱼腥草等。

（二）清热凉血法

血分有热或热邪侵犯血分，症见急性发疹，斑疹色紫红、焮热灼痛，发热口干，小便短赤，大便干结，舌质红或绛，苔黄，脉数之血热证，如血热型荨麻疹、药物性皮炎等，治宜清热凉血，常用方剂有犀角地黄汤、凉血地黄汤、清营汤等，常用药物有水牛角、生地黄、赤芍、牡丹皮、紫草、玄参等。

（三）清脏腑热法

风、寒、暑、湿、燥邪入里郁久则化热、化火，导致脏腑功能失调。心火旺证，症见烦躁口渴，口舌生疮，舌质红，脉数，如白塞综合征、口腔念珠菌病等，治宜清泻心火，常用方剂有导赤散、泻心汤等，常用药物有生地黄、木通、竹叶、黄连、黄芩、栀子、灯心草等。肝胆热证，症见红斑，红疹，水疱，口苦，面红，目赤，小便黄，舌质红苔黄，脉弦数，如带状疱疹、药物性皮炎等，治宜清泻肝胆火，常用方剂有龙胆泻肝汤，常用药物有龙胆草、黄芩、夏枯草、青黛、石决明、柴胡、菊花、桑叶等。肺胃热证，症见颜面斑疹红赤、脓疱、糠秕状鳞屑，口干，舌质红，苔薄黄，脉滑数，如痤疮、酒渣鼻、脂溢性皮炎等，治宜清泻肺胃热，常用方剂有枇杷清肺饮，常用药物有枇杷叶、桑白皮、黄芩、生地黄、牡丹皮、蒲公英、鱼腥草等。

（四）清热解暑法

暑邪为阳邪，易耗气伤津，常夹湿。症见皮损焮热肿痛，疱疹或有脓口，身热面赤，口渴汗出，身重胸闷，舌红，苔黄腻或白厚腻，脉濡，如暑疖、脓疱疮等，治宜清热解暑，常用方剂有清络饮、新加香薷饮等，常用药物有荷叶、西瓜翠衣、香薷、生薏苡仁、白扁豆、竹叶、丝瓜、石斛等。

应用清热法时应注意不宜久用，因清热药大多寒凉味苦、易伤胃气。有的患者内热炽盛，服清热药即吐，可少佐辛温之姜汁或寒药热服，以消除寒热格拒。

三、祛湿法

湿见于四季，多见于夏季。湿邪致病有内湿与外湿之分。外湿多因阴雨连绵，或久居湿地，或涉水淋雨，或水湿作业所致；内湿是各种因素导致脾失健运，水湿内停所致。湿邪为阴邪，其性黏滞重浊，易遏伤阳气，阻碍气机，故湿邪不易速去，病程缠绵，皮肤病的发病与湿邪关系密切，因而祛除湿邪是治疗皮肤病的重要内容，祛湿法是皮肤病治法中的重要组成部分。根据湿邪合邪以及感受毒邪程度的不同，临床常分为清热利湿、健脾化湿、滋阴除湿、祛风胜湿等法。

（一）清热利湿法

湿邪常与热邪兼夹为病，湿热搏结，蕴积肌肤，症见暗红色斑疹、血疱疹、水疱、脓疱、糜烂、渗液、鳞屑及结节等皮损，自觉痛痒，身重脘闷，纳差腹胀，小便短赤，口苦而腻，舌红体胖，苔薄黄或黄腻，脉濡数或滑数之湿热证，如急性湿疹、脓疱疮、带状疱疹、结节性血管炎等，治宜清热利湿，常用方剂有萆薢渗湿汤、二妙散、三妙丸、龙胆泻肝汤等，常用药物有黄芩、龙胆草、绵茵陈、车前草、木通、白鲜皮、生薏苡仁、地肤子等。

（二）健脾化湿法

脾虚失运，水湿内停，泛溢肌肤，症见皮损色淡不鲜，水疱、糜烂、渗液反复发作，胸闷，纳呆，小便清，大便溏，舌质淡，苔白腻，脉缓之脾虚湿停证，如慢性湿疹、慢性皮炎、疱疹性皮肤病等，治宜健脾化湿，常用方剂有参苓白术散、除湿胃苓汤等，常用药物有党参、茯苓、白术、白扁豆、生薏苡仁、砂仁、白豆蔻、泽泻、苍术、陈皮、厚朴等。

（三）滋阴除湿法

皮损渗水日久，伤阴耗血，或久用苦寒燥湿药物导致伤阴，症见皮肤干燥脱屑，略见出水，瘙痒剧烈，舌红苔光，脉弦细之湿郁伤阴证，如亚急性湿疹、慢性阴囊湿疹、天疱疮等，治宜滋阴除湿，常用方剂有滋阴除湿汤，常用药物有生地黄、玄参、当归、丹参、茯苓、泽泻、白鲜皮等。

（四）祛风胜湿法

湿热内蕴，外受于风，症见红斑、丘疹、水疱，轻微渗出，黄水淋漓，鳞屑脱落又生，自觉瘙痒，伴有口干，咽痛，小便短黄，大便秘结，苔薄黄，脉濡数之风湿浸淫证，如丘疹性荨麻疹、阴囊湿疹、带状疱疹、多形性红斑、扁平苔藓等，治宜祛风胜湿，常用方剂有消风散、当归拈痛汤等，常用药物有防风、荆芥、黄芩、茯苓、蝉蜕、当归、绵茵陈、泽泻、猪苓等。

应用祛湿法时应注意湿去即止，因久服祛湿药易伤阴。湿邪为阴邪，本易伤阳，凡应用祛湿之法，应时时顾护阳气。

四、温通法

机体气血虚弱，卫外失固，风寒湿邪乘虚而入，阻于肌肤，致使皮肤出现病变。要祛除阻于肌肤的风寒湿邪，需要用温通法治之。临床根据风寒湿邪阻滞情况与气血状况常分为温阳通络法与温通祛痹法。

（一）温阳通络法

风寒湿邪阻于经络，阳气不能四达，寒凝络阻，症见皮肤颜色苍白、青暗、发绀，局部温度偏低，麻木，疼痛，畏寒，肢冷，舌淡，苔白腻，脉沉迟之寒凝络阻证，如硬皮病、冻疮等，治宜温阳通络，常用方剂有阳和汤、当归四逆汤等，常用药物有熟地黄、麻黄、鹿角胶、白芥子、当归、桂枝、肉桂、细辛、炮姜、白芍、赤芍等。

（二）温通祛痹法

风寒湿邪阻于经络，气血痹滞不通，症见皮肤顽硬，关节屈伸不利，皮肤发绀或暗滞，舌淡苔白腻，脉细之风寒湿痹阻证，如硬皮病、寒冷型多形性红斑等，常用方剂有独活寄生汤，常用药物有独活、桑寄生、防风、细辛、当归、白芍、川芎、熟地黄、党参、茯苓、怀牛膝、杜仲、桂枝、秦艽等。

应用温通法时应注意，本法用药性味多辛热，不可用之太过，以防耗阴动血，当中病即止。温热季节，运用此法，药量不宜过重。

五、活血法

血是构成人体以及维持人体生命活动的基本物质之一，生理情况下血在人体当中运行不息，若因各种原因使血液运行不畅或停滞称为血瘀，阻于肌肤则变生为各种皮肤病。因而活血法也是治疗皮肤病大法。临床上根据瘀滞程度不同，常分为理气活血法、破血祛瘀法、解毒活血法等。

（一）理气活血法

气行血亦行，气滞则血瘀，气滞不行是因，而血瘀、血凝是果。症见皮下结节、瘀斑、肿痛、压痛，舌有紫气，苔白，脉缓或涩之气滞血瘀证，如斑秃、酒渣鼻等，治宜理气活血，常用方剂有通窍活血汤，常用药物有郁金、延胡索、青皮、香附、当归、赤芍、乳香、没药、川芎等。

（二）破血祛瘀法

血已瘀积，影响新血生成，致使肌肤失养，症见结节较大，质地坚实，舌有瘀斑，苔白，脉缓或涩，如结节性红斑、瘢痕等，治宜破血祛瘀，常用方剂有大黄䗪虫丸，常用药物有桃仁、川红花、三棱、莪术、䗪虫、水蛭、大黄、当归尾等。

（三）解毒活血法

热毒郁结，气血瘀滞，症见局部肿胀，灼热，疼痛，活动障碍，甚至成脓，出血，发斑，神昏，伴发热烦渴，舌质红，苔黄干之热毒瘀血证，如一些化脓性皮肤病，治宜解毒活血，常用方剂有仙方活命饮、解毒活血汤、犀角地黄汤等，常用药物有生地黄、赤芍、川红花、桃仁、葛根、连翘、金银花、没药、当归尾、乳香、天花粉、浙贝母、水牛角、牡丹皮等。

应用活血法时应注意，活血化瘀之药多有不同程度的耗正气、伤阴血之弊，无瘀证不可用，虚中有瘀之证应慎用，不可长期使用。有出血者如气虚不摄或热迫血行者，慎用本法。妇女月经期、正常妊娠期不宜使用本法。

六、补益法

许多皮肤病的发生与气血阴阳虚损密切相关，特别是一些慢性皮肤病的后期，多表现为气血阴阳不足的虚损证。虚损之证常分为血虚、气虚、阴虚、阳虚，故治法分为补血法、补气法、滋阴法、补阳法。补阳法已在温通法中论述，故此处仅介绍前三种治法。

（一）补血法

血是构成人体及维持人体生命活动的基本物质之一。人体一切组织、脏腑必须靠血的营养，方能进行正常的生理活动。血虚时症见皮损反复发作，颜色暗淡无光泽，面色苍白无华，唇色淡，头晕眼花，毛发脱落，舌淡苔少，脉细无力，如血虚性脱发、老年性皮肤瘙痒症、慢性荨麻疹等，治宜补血，常用方剂有四物汤、当归补血汤、归脾汤等，常用药物有川芎、当归、熟地黄、白芍、何首乌、黄精、黄芪、党参等。

（二）补气法

气也是构成人体及维持人体生命活动的基本物质之一。人体一切组织、脏腑也必须靠气的营养，才能进行正常的生理活动。气虚时症见皮损色晦暗，不红不肿，气短自汗，语言低沉，食欲不振，肢体倦怠，舌质淡苔少，脉细弱，如皮肌炎、硬皮病、红斑狼疮等，治宜补气，常用方剂有补中益气汤、四君子汤等，常用药物有党参、白术、茯苓、黄芪、山药、大枣、甘草、太子参、人参等。

（三）滋阴法

阴血不足，津液亏损，症见皮肤干燥、粗糙、脱屑，面色苍白，潮热，盗汗，头晕目眩，舌红少苔或舌如镜面，脉细等，如鱼鳞病、银屑病、皮肤瘙痒症等，治宜滋阴，常用方剂有养阴清肺汤、当归饮子、增液汤等，常用药物有当归、石斛、女贞子、天冬、麦冬、沙参、玉竹、黄精、墨旱莲、龟甲、百合、枸杞子、冬虫夏草、西洋参等。

应用补益法时应注意针对虚损类型，分别采用相应补法。气血阴阳互根互用，血为气之母，气为血之帅，阴在内，阳之守也，阳在外，阴之使也。因而补气时佐以补血药，使气有所载；在补血时佐以补气药，使血有所生。补阳助以补阴，补阴助以补阳。大凡补药，多有滋腻之嫌，易碍胃气，因而在大量、长期使用补药时，佐以和胃气之品。还应慎防虚不受补，对于长期虚损者，气血阴阳损伤，若骤然进补，可能会体虚不受，宜从少渐多进补。

七、补肾法

肾藏精，主骨、生髓，主纳气，主水，开窍于耳及二阴，其华在发。中医学认为肾为脏腑之本，十二脉之根，呼吸之本，三焦之源，是各脏腑功能活动的动力所在。肾元盛者则寿延，肾元衰者则寿夭。临床上许多皮肤病患者的发病、发展往往与肾关系密切，特别是一些疑难皮肤病，患者常表现为肾阴亏虚或肾阳不足。治法上分为滋阴补肾法和温阳补肾法。

（一）滋阴补肾法

肾阴不足，水亏火旺，症见皮肤潮红或暗黑，毛发脱落，五心烦热，咽干目眩，耳鸣盗汗，腰膝酸痛，遗精梦泄或月经不调，舌红苔少，脉细数，如白塞综合征、黄褐斑、斑秃等，治宜滋阴补肾，常用方剂有六味地黄丸、二至丸、左归丸等，常用药物有生地黄、熟地黄、何首乌、知母、女贞子、墨旱莲、枸杞子、龟甲、鳖甲、桑椹等。

（二）温阳补肾法

肾阳不足，阳气衰微，症见皮肤暗淡不鲜，精神疲倦，形寒肢冷，腰膝酸软，虚浮水肿，夜尿多，舌淡苔白，脉沉细，如硬皮病、肾阳虚型红斑狼疮等，治宜温阳补肾，常用方剂有肾气丸、右归丸等，常用药物有附子、肉桂、仙茅、淫羊藿、菟丝子、鹿角胶、枸杞子、补骨脂、肉苁蓉等。

补肾法的应用注意与补益法相同。

八、软坚法

有些皮肤病与痰结瘀滞有关，因而在治疗上要着重软坚，如《素问·至真要大论篇》说："坚者削之，结者散之。"临床上一般分为消痰软坚法与活血软坚法。

（一）消痰软坚法

痰瘀胶结，阻于皮里膜外，症见皮下有结核，压之稍不适，色白而肿，溃破后有豆渣样物质流出，如粉瘤，治宜消痰软坚，常用方剂有海藻玉壶汤，常用药物有青皮、陈皮、法半夏、浙贝母、昆布、海藻、连翘等。

（二）活血软坚法

经络阻隔，气滞血瘀，症见结块坚肿，形如蟹足，时有疼痛，如瘢痕，治宜活血软坚，常用方剂有活血软坚汤，常用药物有川芎、当归、赤芍、桃仁、川红花、三棱、莪术、昆布、海藻、浙贝母等。

应用软坚法时注意体虚之人慎用。

九、润燥法

燥性干涩，易伤阴化热。《素问玄机原病式》云："诸涩枯涸，干劲皴揭，皆属于燥。"临床上常见血热风燥和血虚风燥，故治用凉血润燥法与养血润燥法。

（一）凉血润燥法

因血热体质，或情志内伤，郁而化火，或嗜食肥甘辛辣温热之品化火，致使热伏营血，血分热甚，郁于肌肤，复感燥热之邪，症见皮损有白色鳞屑，叠叠飞起，落之又生，皲裂处微渗血，毛发焦黄、脱落，自觉皮肤燥痒或刺痒，常伴有低热、心烦、口干、咽燥、鼻燥、小便黄，舌质红，苔薄黄而干，脉弦数等，如玫瑰糠疹、银屑病、脂溢性皮炎、扁平苔藓、脱屑性红皮病等，治宜凉血润燥，常用方剂有消风散、增液汤等，常用药物有生地黄、当归、丹参、火麻仁、天花粉、甘草、防风、荆芥、知母、牡丹皮等。

（二）养血润燥法

因血热风燥，郁久而阴血耗失，致使血虚风燥，或久病气血不足，卫外不固，风燥之邪外袭，皮肤失于濡养，症见肌肤干燥不泽、粗糙、肥厚，严重者可见深浅不一的开裂、血痂，爪甲干枯不泽，自觉剧痒，伴有精神倦怠、心悸失眠，气短乏力，舌质淡红，苔少或苔净如镜，脉虚细数等，如玫瑰糠疹、神经性皮炎、银屑病、脂溢性皮炎、老年性皮肤瘙痒症、鱼鳞病等。治宜养血润燥，常用方剂有养血润肤饮、《医宗金鉴》地黄饮等，常用药物有生地黄、熟地黄、当归、何首乌、玄参、白芍、川芎、天冬、麦冬、黄芪、天花粉等。

应用润燥法时应注意，润燥之药多为滋腻之品，易伤胃气，所以在应用时应加少量和胃气之药。

第二节　流派外治法

人们常说"皮肤疮疡虽形于外，实发于内，没有内乱，不得外患"。所以治疗皮肤病，石门皮科流派提出了"内外同治，内和外疏"的治疗理念。人体脏腑经络之通畅，卫气营血之调和，阴阳之平衡，都与疾病变化息息相关，皮肤病的发病为阴阳不调，气血失和所致，所以治疗皮肤病以"内和"思想来调和阴阳、调和气血，常获良效。从皮损处辨证，多为湿热瘀毒所致，通过不同的外治疗法，使瘀清毒解，湿热散去。

如治疗痤疮（粉刺）多从脏腑辨证，"热"邪为主要致病因素，如肺经风热、脾胃湿热，治疗上，以热引热，行气散毒，开创了李氏三联法，研发了痤疮净胶囊和痤疮膏，通过中药面膜、火针疗法等使皮损处毒清热解。又如治疗带状疱疹（蛇串疮），以虫类药为主，对于带状疱疹后期引起的疼痛，以破瘀通络为主，研发了带状疱疹颗粒1号、2号口服，外治以温通法疏通瘀阻，开展了火针、火疗、热奄包、蜡疗法、肛门途径给药，能够快速止痛。治疗银屑病（白疕）时，主要从血论治，热邪致病，以清热凉血为内治法偏多，但久服寒凉药伤及脾胃，石门皮科流派提出以健脾益胃法贯穿治疗银屑病始终，外治时通过中药湿敷、中药封包、火针、拔罐、蜡疗法，透皮给药，开门祛邪，疏通皮损，能解决斑块、肥厚性银屑病临床治疗困难且顽固难消的问题。

石门皮科流派临床上重视外治疗法，提出了"三径、六型、十法"中医外治治疗体系。三径指皮肤透入、黏膜吸收、经络传导；六型指膏剂、洗剂、散剂、贴剂、霜剂、汤剂；十法指渍、洗、浴、熨、淋、敷、贴、针、炙、拔罐。还开创了36种中医特色外治疗法，分为温法、通法、润法，现分述如下。

一、温法

常用的温法包括火针疗法、火疗法、蜡疗疗法、烟熏疗法、中药热奄包、中药熏蒸等。现各论述如下。

（一）火针疗法

火针又称为"烧针"，在古代称为"焠刺""燔针"。火针疗法是用特制的针具经加热、烧红后，采用一定手法，刺入身体腧穴或部位并快速退出以祛除疾病的一种针刺方法。

1. 作用

（1）借火助阳，温通经络：通过加热的针体，将火热直接导入人体，借火热之力直接激发经气，鼓舞血气运行，达到温通经络的作用，使气血畅通，通则不痛。

（2）开门祛邪，散寒祛湿：开门祛邪，即通过灼烙，从人体腧穴开启经脉之外门，给外邪出路。

（3）以热引热，行气散毒：借助火力强开外门，引动火热毒邪直接外泄，从而使热清毒解，同时还可以使血管扩张，血流加速，腠理宣通。

2. 操作步骤

（1）物品准备：无菌针灸针，镊子，75%酒精棉球，干棉球，酒精灯，打火机。

（2）体位：根据皮损部位不同，选择适宜体位，充分暴露皮损部位，以方便操作且患者感到舒适为宜。如背部皮损选取伏坐位或俯卧位，前身部皮损选取仰卧位，头面、四肢等部皮损选取仰靠坐位。

（3）消毒：对针刺部位，用75%酒精棉球在皮损部位处擦拭消毒，擦拭时应从皮损部位的中心点向外绕圈消毒。

（4）施术

①烧针：左手持酒精灯，点燃酒精灯，尽可能接近施术部位，右手拇、食、中指持针柄，置针于火焰的外焰，针尖及针体与灯焰呈锐角在外焰上加热，根据皮损情况决定针体烧红的长度。

②进针：进针的关键是稳、准、快。针尖烧红后，运用右手手腕力量，持针迅速垂直刺入皮损处。

（5）疗程：每7天治疗1次，4次为1个疗程。

3. 技术要领

火针疗法在操作时还应注意以下三个要点，即"红""准""快"，这是疗效好的关键。

所谓"红"，是指烧针时针体要烧红、烧透。

所谓"准"，是指针刺部位及针刺深度需准确把握。

所谓"快"，是指针体烧红后刺入人体的动作要快。

4. 适应证

适用于临床给药不易消退的皮肤病，如疣目、白癜风、神经性皮炎、皮脂腺囊肿、皮肤淀粉样变、穿通性毛囊炎等。

5. 注意事项

（1）如果针刺1~3分深，针刺后可不做特殊处理。若针刺4~5分深，针刺后用消毒纱布贴敷，用胶布固定1~2日，以防感染。

（2）对于火针刺后局部出血者，用干棉球立即按压针孔片刻即可止血。

（3）注意检查针具，发现有腐蚀或缺损时，不宜使用，以防意外。

（4）对于初次接受火针治疗的患者，应做好解释工作，消除患者的恐惧心理，积极配合治疗。

（5）火针治疗后当日针孔处可能有小红点，甚至针孔周围出现红肿，或伴瘙痒。这是机体的一种正常反应，一般一周左右会自行消失，如果治疗后3天红肿改善不明显，建议到医院就诊。

（6）当针孔瘙痒时，不要搔抓，以免出现疼痛或感染。

（7）火针治疗后当日火针治疗处不可碰水，以免污水浸入针孔，导致感染化脓或出现瘢痕。如果针刺后，局部出现红晕或红肿未能完全消失时，也应避免洗浴，以防感染。

6. 禁忌证

（1）精神过于紧张、过饥、过饱、过劳、酗酒及见血易晕者禁用。

（2）糖尿病患者慎用火针，因其针孔不易愈合，容易造成感染。

（3）血液病患者（白血病、紫癜及出血不易止者）禁用。

（4）有严重免疫系统疾病者禁用。

（5）瘢痕体质者慎用。

（二）火疗法

通过外界热的刺激，使皮肤腠理迅速打开，让药物直接透皮，直达病灶的一种外治方法。对于风、寒、湿、热、毒邪导致的酸、麻、肿、胀、痛等有显著的效果。

1. 作用

（1）调和阴阳：行气活血，温经通脉。

（2）消瘀散结：温阳补肾，补中益气。

（3）回阳救逆：防病保健，强身益寿。

2. 操作步骤

物品准备：95% 医用酒精及酒精壶，纯棉加厚毛巾，中药液，火龙液或精油，塑料薄膜，打火机，纸巾（做眼睛与耳朵时需要），盆和温水。

3. 技术要领

（1）毛巾的拧法：小部位如头、眼、鼻、手、耳、脚、腹部，拧至四面干；大部位如胳膊、腿、背部，拧至三面干。

（2）先烧阴，后烧阳：腹部为阴，背部为阳，先烧腹部，再烧背部，称为小周天。烧全身称为大周天。

4. 适应证

（1）头部：银屑病、头皮糠疹、斑秃、脱发、头痛、神经痛。

（2）眼周和鼻子：黑眼圈、黄褐斑、酒渣鼻、神经性皮炎、过敏性皮炎。

（3）面部：黄褐斑、银屑病、白癜风。

（4）耳部：外耳道湿疹、耳冻伤。

（5）腹部：银屑病、慢性湿疹、瘙痒症、风寒型荨麻疹、硬皮病、带状疱疹后神经痛。

（6）背部：银屑病、慢性湿疹、瘙痒症、风寒型荨麻疹、硬皮病、带状疱疹后神经痛。

（7）胳膊（阳面）：银屑病、慢性湿疹、瘙痒症、风寒型荨麻疹、硬皮病、带状疱疹后神经痛。

（8）胳膊（阴面）：肺经疾病、心包经疾病、心经疾病、结节、黏连、无菌性炎症等。

（9）腿部：结节性痒疹、白癜风、银屑病（静止期）、色素性紫癜性苔藓样皮炎、硬皮病、带状疱疹后神经痛等。

（10）手部：手癣、慢性湿疹、银屑病、掌跖角化病等。

（11）足部：脚裂、脚干、脚气、脚凉、脚扭伤等。

5. 禁忌证

（1）阴雨天气时慎做火疗。

（2）孕妇、女性经期时慎做火疗。

（3）恶性肿瘤、精神疾病患者慎做火疗。

（4）严重心脏病、糖尿病、高血压、肾功能不全者慎做火疗。

（5）处于急性、炎症性、进行期的皮肤病患者慎做火疗。

（6）空腹或饱餐后忌做火疗。

6. 注意事项

（1）治疗后应大量喝温水，勿食冰冷食物。

（2）治疗后 12 小时内忌洗澡。

（3）治疗后头部与足部成一条直线平躺 45 分钟后方可离开。

（三）蜡疗疗法

蜡疗疗法是将石蜡加热至一定温度融化后，再冷却形成蜡饼，直接或结合中药外敷于患处以治疗疾病的一种方法，可以治疗诸多皮肤疾病，是一种集穴位刺激、温热疗法、中药透皮吸收为一体的作用迅速、简便、价廉、安全、不良反应小且科学的绿色疗法。

1. 作用

（1）温热作用：石蜡热容量大、导热性小且没有热的对流特性，又不含有水分，冷却时能释放出大量热能（溶解热或凝固热），从而使机体组织耐受到温度（55~70℃）较高且持久的温热作用。一般认为石蜡敷于人体后，局部温度很快升高 8~12℃，持续一段时间后逐渐下降，但温度下降速度较慢，一般在 60 分钟内尚保持一定的温度，从而起到促进血液循环、消除炎症、镇痛等作用。

（2）机械压迫作用：石蜡具有良好的可塑性与黏滞性，在其冷却过程中，石蜡的体积逐渐缩小，治疗时与皮肤紧密接触，对组织产生压缩及轻微的挤压，促进温热向深部组织传递，呈现一种消除肿胀、机械压迫、加深温热、松解黏连、软化瘢痕的作用。

（3）透皮吸收作用：石蜡所含有的矿物油对机体有一定的化学作用，如刺激上皮组织生长，防止细菌繁殖，有利于皮肤浅表溃疡和创面的愈合。蜡疗与中药有机结合，有利于药物经皮渗透吸收，充分发挥中药的治疗作用，起到活血化瘀，通络止痛的作用，从而对治疗皮肤病更具针对性及靶向性。

2. 操作步骤

（1）物品准备：蜡液，钢方盘，铲子，厚毛巾被或棉垫，纱布。

（2）溶蜡：将所需用量基础蜡和黄蜡（视治疗部位而定，一般腰部用3斤左右即可）放入铝锅内，置于文火上加热（一定要用文火防止蜡起烟燃烧），待蜡完全溶化后，加入香油，边搅拌，加继续加热，直到听到啪啪声或泡沫（水分）消失为止。

（3）加药：将配方中药研成细粉放入铝锅内，放药时要缓，防止石蜡沸溢流出，20秒钟即关火，待下一步骤。

（4）浇注模具：先在钢方盘内均匀涂抹香油，方便蜡药脱模。将上述制好的蜡药缓缓倒入盘里，待其自然降温至表面凝固，此时双手端不锈钢盘略微摇动，待蜡药表面基本没有波动感时才可进行治疗。

（5）治疗：先清洁治疗部位，用铲子顺着蜡与盘接合边缘划开，并向上轻轻挑动一下，使药蜡四周与钢方盘四角脱离开，对准治疗部位，向下翻转不锈钢盘，蜡药饼即落于患处，然后用一层纱布包住蜡药和患处，外边再用厚毛巾被或棉垫包裹以保温。一般治疗时间30分钟左右。

3. 技术要领

（1）将配方中药研成细粉放入融化好的石蜡中，搅拌均匀，待其自然降温至表面凝固形成蜡饼。用纱布或保鲜膜包住蜡饼敷于患处，外边再用厚毛巾或棉垫包裹保温，使之"气闭藏而不泄"。

（2）一般治疗时间约30分钟。

（3）蜡药经反复使用后，如蜡有减少，可按比例加入一定量的新蜡。重复使用4次后，需冷却后刮去旧药，重新溶化加入新药物。

（4）治疗结束后，应让患者穿衣休息半小时再出门，防止受风寒。

（5）蜡疗前适量饮水，蜡疗后嘱患者及时补充水分，饮适量温开水。

（6）个别患者出现局部皮肤过敏现象。

（7）切不可直接加热溶蜡，以免引起石蜡变质或燃烧。

（8）注意防止水进入蜡液，以免因水导热性强而引起烫伤。蜡疗时要保持治疗部位静止不动，防止蜡块、蜡膜破裂导致热蜡液接触皮肤，引起烫伤。

4. 适应证

蜡疗疗法适用于带状疱疹、带状疱疹后神经痛、冻疮、神经性皮炎、皮肤淀粉样变、慢性湿疹、黄褐斑、过敏性紫癜等。

5. 禁忌证

（1）活动性结核、出血、感染性皮肤病、孕妇、婴幼儿患者忌用。

（2）体质衰弱、高热、急性化脓性炎症、肿瘤、结核、脑动脉硬化、心力衰竭、肾衰竭、有出血倾向及出血性疾病、温热感觉障碍者禁用本疗法。

（四）烟熏疗法

中药烟熏疗法是指某些中药材或中药材借助某些易燃物质，发生不冒火焰的不完全燃烧产生烟雾烘熏患处从而防病治病的外治疗法。

1. 作用

熏药点燃后有效成分随烟溢出，一方面在热力的作用下，局部气血畅通，药物有效成分透达肌肤，另一方面在烘熏时皮损局部会形成一层烟油，能较长时间维持药效，润肤软坚，从而能够更好地祛风除湿，杀虫止痒，使顽湿得化，结聚得散，疗效较好。

2. 操作步骤

根据病证，选苍术、黄柏、苦参、防风、大枫子、白鲜皮、松香、鹤虱草、五倍子等药物，共研为粗末，将药物与艾绒混合，用较厚的草纸将其卷成药卷。

将熏药卷一端点燃，用其所产生的烟雾对准皮损处，距离一般以患者感觉温热舒服为度，每次15~30分钟，每日1~2次。

3. 技术要领

（1）熏药在下，皮损在上。

（2）温度适中，防止烫伤。

（3）皮损大且粗糙肥厚者，烟熏时宜浓烟高温。

（4）烟熏后有一层油脂（油烟），不要马上擦掉，保持时间越长效果越好。

（5）注意药烟对结膜、呼吸道黏膜有刺激作用。

4. 适应证

对于慢性、肥厚性、浸润性、结节性、瘙痒性、疼痛性及阴寒性皮肤病有特殊疗效。

（1）慢性局限性肥厚浸润性皮肤病：如慢性湿疹、神经性皮炎、皮肤淀粉样变、扁平苔藓、银屑病静止期等。

（2）结节性皮肤病：如硬结性红斑、结节性痒疹等。

（3）阴寒性皮肤病：如冻疮、硬皮病等。

（4）瘙痒性皮肤病：如皮肤瘙痒症、痒疹等。

（5）疼痛性皮肤病：如带状疱疹后神经痛等。

（6）复杂性瘘管、顽固性溃疡等。

5. 禁忌证

严重高血压、孕妇、体质弱、哮喘患者慎用，急性炎症性皮损患者禁用。

（五）中药热奄包

中药热奄包疗法是指将加热好的中药药包置于身体患病部位或某一特定位置如穴位上，通过热奄包的热蒸气使局部毛细血管扩张，血液循环加速，利用温热达到温经通络、调和气血、祛湿祛寒目的的一种外治方法。

1. 作用

温经通络，调和气血，祛湿祛寒。

2. 操作步骤

（1）知情告知：热奄包疗法前向患者详细介绍本疗法的治疗特点、操作过程以及注意事项。

（2）根据不同病情将药物放入热奄包内并缝合，谨防洒漏。

（3）将药包放入锅内煮30分钟后捞出，挤出多余药液，以不滴水为度，或用微波加热片刻后取出。

（4）将热奄包敷于患处，温度以患者能耐受且不烫伤皮肤为度。

（5）清理用物，归还原处。

3. 技术要领

（1）敷药包前嘱患者排空小便。

（2）微波加热时控制好时间，防止药物燃烧变质。

（3）温度适宜，不宜过烫，一般温度为50~70℃。

（4）随时观察，防止烫伤，患者感到局部疼痛，出现水疱时应停止操作，给予适当处理。

（5）布袋、毛巾使用后清洗消毒备用或专人专用。

（6）冬季时注意患者的保暖。

（7）每次治疗时间20~30分钟，每日1~2次。

4. 适应证

中药热奄包疗法适用于皮损肥厚、皮肤发硬、麻木疼痛及顽固瘙痒等症。

5. 禁忌证

（1）急性皮炎，伴水疱、浸渍、渗出、糜烂性损害者禁用。

（2）皮肤破损、感染处禁用。

（3）对封包物品及药物过敏者禁用。

（4）面部、皮肤黏膜及褶皱部位慎用，如腋下、会阴部等。

（六）中药熏蒸

中药熏蒸疗法是以中医学理论为指导，应用经过辨证论治组方的中药煎煮后所产生的药蒸气，通过熏蒸机体达到治疗目的，是集合中药性味功效以及热效应的综合中医特色疗法。

1. 作用

通过经络系统的调节以纠正脏腑、阴阳、气血的偏盛偏衰，达到疏通经络，清热解毒，活血散结等作用。

2. 操作步骤

（1）操作前

物品准备：中药液、毛巾、一次性中单。

（2）操作中

①将准备好的中药液倒入熏蒸机锅内加热。

②接通电源，打开总开关，根据要求在控制面板上设定各参数。

③当听到电脑语音提示舱内温度适宜后（39~42℃），让患者脱去外衣，进入治疗熏蒸舱，合上治疗舱盖，患者头部暴露于治疗舱外，颈部用毛巾围裹，以防止气雾外漏，在卧姿状态下接受治疗。

④舱内温度应自动控制在45℃左右，治疗时间不宜超过30分钟。在治疗过程中，温度和时间可根据患者的体质、耐受程度而定。

（3）操作后

①患者治疗完毕后走出熏蒸舱，及时擦干身体上残留的药液，更换衣服，并饮用约300ml温开水。

②每次熏蒸治疗完毕后，均应按"消毒键"对治疗舱内腔进行喷淋消毒（一般常规用1∶100的84消毒液），再用清水和纱布擦去消毒液残留。

③整理用物，物归原处。

④一般隔日熏蒸1次，每次20~30分钟，7天为1个疗程，病情较重者可酌情增加熏蒸次数。

3. 技术要领

（1）进行中药熏蒸疗法时应注意防止烫伤，各种用具牢固稳妥，热源应当合理，药液不应接触皮肤。

（2）熏蒸时间不宜过长，温度不宜过高，如有头晕、心慌、胸闷等不适感觉，应停止熏蒸，及时卧床休息。对初次熏蒸者，在治疗时间和温度上应循序渐进。

（3）熏蒸浴具要注意消毒。

（4）治疗期间应适当控制辛辣、油腻、甜食等食物摄入。

（5）治疗期间，停用各种全身性护肤品。

4. 适应证

中药熏蒸疗法适用于皮损肥厚、皮肤发硬、麻木疼痛及顽固瘙痒等症。

5. 禁忌证

（1）对熏蒸药液任一成分过敏者禁用。

（2）皮肤有严重感染、糜烂、化脓者禁用。

（3）醉酒、过饥、过饱、过劳、过渴者禁用。

二、通法

常用的通法包括刮痧疗法、拔罐疗法、放血疗法、穴位埋线疗法、梅花针叩刺疗法、体针疗法、割耳疗法、敷脐疗法、灌肠疗法、小针刀等。现简述如下。

（一）刮痧疗法

刮痧疗法是指应用特制的刮痧工具，在人体体表的腧穴、经络及病变部位进行刮拭，使皮下出现红色或紫色瘀斑，以达到防病、治病目的一种治疗方法。

1. 作用

（1）祛除邪气，疏通经络：刮痧疗法通过刮拭方法和补泻手法的不同，开泻毛孔，能有效祛除入侵经络的外邪，还能疏通经络，消除阻滞于经络间的瘀血、痰饮。刮痧疗法重在以通为用，其中刮痧介质的祛邪止痛作用也不容忽视。

（2）调整阴阳，调理脏腑：人体五脏六腑在体表皆有相应的经络、皮部与腧穴，不同的脏腑病变可反应在体表相应的经络、皮部与腧穴，刮痧操作时可刺激体表的相应部位，有明显改善和调理脏腑功能的作用，且刮痧可以根据机体的不同状态，有双向调节作用。

（3）调理气血，活血化瘀：刮痧可以促进气血生成，引导气血输布，鼓动气血运行，濡养脏腑器官，温煦组织皮毛，振奋鼓舞正气，加强祛邪之力。

（4）美颜塑形，抗御衰老：面部刮痧通过激发面部三阳经脉之气，促进面部气血通畅，达到防衰除皱，美白嫩肤的效果。

2. 操作步骤

（1）操作前

①物品准备：刮痧板，治疗盘，凡士林。

②仔细检查刮痧板边缘是否光滑，边角要钝圆，厚薄要适中，检查有无裂纹及粗糙，以免伤及皮肤。

③消除患者紧张心理：向患者介绍刮痧的一般常识，以消除患者紧张恐惧的心理，以便取得患者的信任、合作与配合。

（2）操作中

①选择体位：根据患者的病情，确定治疗部位。头面部刮痧一般选取坐位或者仰卧位；后背部刮痧一般采取俯卧位；四肢部位刮痧可采取坐位或者卧位。

②外涂介质：在刮拭部位上均匀涂抹凡士林，用量宜少不宜多。

③刮拭方法：面部由内向外按肌肉走向刮拭；背部由上向下刮拭，先刮后背正中线的督脉，再刮两侧的膀胱经和夹脊穴；肩部应从颈部分别向两侧肩峰处刮拭。

（3）操作后

①刮痧治疗后，为避免风寒之邪侵袭，须待皮肤毛孔闭合恢复原状后，方可洗浴。

②刮拭后，擦干皮肤，让患者穿好衣服，适当饮用一些白开水，促进新陈代谢。

3. 技术要领

①刮拭时手腕用力，力度要均匀，同时要根据病情和患者的反应，随时调整刮拭力度，轻而不浮，重而不滞，以患者能耐受为度。

②临床应用时，对不同体质、不同病证，所采用的刮痧手法也各有不同。临床采用的手法有三种：补法、泻法和平补平泻法。刮痧疗法的补泻作用取决于操作力量的轻重、速度的急缓、时间的长短、刮拭的距离、刮拭的方向等诸多因素。

4. 适应证

刮痧疗法适用于皮肤附属器疾病如脂溢性皮炎、痤疮、斑秃等；变态反应性疾病如湿疹、荨麻疹等；瘙痒性皮肤病如瘙痒症、痒疹等；结缔组织病变如硬皮病等；色素性疾病如黄褐斑、白癜风等。

5. 禁忌证

（1）有出血倾向的疾病，如血小板减少性紫癜、过敏性紫癜等，不适用于本法。

（2）传染性皮肤病（如疖肿、痈疮）、皮肤不明原因的包块、皮肤高度敏感者，不宜直接在病灶部位刮拭。

（3）体弱者、空腹者、女性面部忌用大面积泻法刮拭。

（4）对刮痧疗法恐惧或敏感者，忌用本法。

（5）妇女经期，忌刮下腹部及三阴交、合谷、足三里等穴位。

（二）拔罐疗法

拔罐疗法是指以罐为工具，利用燃烧、抽气等方法排出罐内空气形成负压，使罐吸附在皮肤上，以达到治疗和预防疾病的外治疗法。

1. 作用

拔罐疗法造成罐内负压，刺激局部皮肤，可疏通经络，使局部气血旺盛，毛细血管扩张，调整机体，具有疏通经络、行气活血、消肿止痛、散风祛寒等作用。

2. 操作步骤

（1）操作前

①选择宽敞明亮、空气流通、室温适宜的房间作为治疗室，注意患者保暖，防止发生晕罐。

②仔细检查患者病情，评估患者状况。帮助患者采取合适体位，裸露病变部位。

③物品准备：11 个 4 号罐具（外口径 7.0cm，内口径 5.3cm），瘦小者可用 3 号罐具（外口径 6.6cm，内口径 4.5cm），打火机，75% 酒精棉球，镊子，清水盘。

（2）操作中

①清洁患者皮损部位，将燃烧着的酒精棉球伸入罐内一闪即出，然后迅速将罐扣于皮损部位上。将点燃的酒精棉球放入清水盘中熄灭。一般留置 10~15 分钟，使局部皮肤、浅层肌肉及其他软组织被吸入罐内，一般以高出皮肤表面 0.5~2cm 为宜，在拔罐过程中随时观察罐口吸附情况和皮肤颜色改变。

②起罐：医者一手持罐，稍用力使之向同侧倾斜，另一手食指或拇指轻轻按压对侧罐口边缘的软组织，使空气缓慢进入罐内，罐具即可自行脱落。

（3）操作后

①患者拔罐治疗后需安静休息 20 分钟后，未出现其他症状方可离开。

②罐后反应：患者在拔罐时局部可能产生多种感觉，如牵拉、紧缩、发胀、温暖、酸楚、舒适、透凉气等感觉，均属正常。起罐后在吸拔部位处会留下罐斑或罐印，一般为点片状紫红色瘀点或瘀块，或兼有微热痛感，这是正常的反应，1~2 天后即可自行消失。若出现水疱等，用碘伏消毒水疱处皮肤后，用 1 寸（25mm）毫针挑破，用消毒棉球擦净液体后覆盖纱布。

在拔罐过程中，也有极少数患者发生休克和晕厥现象。患者若感到头晕眼花，心烦欲呕，面色苍白，四肢厥冷，冷汗淋漓，呼吸急促，脉搏频数而细小等现象，应立即将罐取下，使患者平卧床上，饮用温开水，稍作休息。严重者可针刺十宣、人中穴，即可帮助患者恢复正常。患者恢复正常后，应继续卧床休息一段时间才能离开治疗室。

3. 技术要领

（1）操作时应注意棉球少蘸酒精，避免点燃的酒精滴落，且不能碰到罐口，以免烫伤皮肤。

（2）操作时闪火要迅速，对准罐口中央，不能闪到罐口。

（3）吸附力度：一般以皮肤高出瓶颈 0.5~2.0cm 为宜，瘦小者可控制在 0.5~1.0cm。

（4）操作时需注意起罐过程一定要缓慢，千万不能暴力硬拔，或者快速倾斜火罐，造成被拔部位皮肤与肌肉的损伤与疼痛。

4. 适应证

拔罐疗法适用于皮肤附属器疾病如脂溢性皮炎、痤疮、斑秃等；变态反应性疾病如湿疹、荨麻疹等；红斑鳞屑性疾病如银屑病等；瘙痒性皮肤病如瘙痒症、痒疹等；结缔组织病变如硬皮病等；色素性疾病如黄褐斑、白癜风等。

5. 禁忌证

（1）凝血功能不良，有自发性出血倾向或损伤后出血不止的患者不宜使用拔罐疗法，如血友病、血小板减少性紫癜、白血病等。

（2）精神高度紧张、精神分裂症、神经质及不合作者不宜拔罐。

（3）醉酒、过饥、过饱、过渴、过劳的患者慎用火罐。

6. 注意事项

（1）一般 5~7 天治疗 1 次，1 个月为 1 个疗程。

（2）前次拔罐罐斑未消退时，不宜重复拔罐。

（3）留罐时间不宜过长，过长（半个小时以上）容易出现水疱。

（4）银屑病皮损粗糙肥厚者应给予凡士林或橄榄油涂擦后进行拔罐治疗，以免罐具脱落。

（三）放血疗法

放血疗法是针灸治疗的一种操作方法，它是以三棱针、梅花针、刀具、粗毫针以及注射器等为器具，根据不同病情，刺破特定部位的浅表血管和深层组织，放出适量的血，以达到治疗疾病的目的。

1. 作用

放血疗法具有祛风止痒、开窍泄热、镇吐止泻、通经活络的作用。

2. 操作步骤

（1）器具消毒：一般采用高压、煮沸、浸泡的消毒方法。注意在存放器具时，接触空气的时间不要过长，注射器、刀片应尽可能采用一次性材料。

（2）患处消毒：采用碘伏或酒精在皮肤表面进行常规消毒。消毒的部位及范围视放血的方式而定，以不引起感染为度；对于污染较严重的组织一定要冲洗干净，一般要求消毒2~3遍。

（3）耳尖放血法

1）操作前

①器具准备：三棱针或粗毫针，碘酊，消毒干棉球。

②体位：患者保持正坐位。

③定穴：折耳向前，于耳廓上端取穴，或将耳轮向耳屏对折时，耳廓上面的顶端处。

2）操作中

①先揉捏患者双耳，以外耳道为中心，向耳廓离心方向进行，使血液散布在耳廓周围。

②使用消毒干棉球蘸取适量碘酊在针刺腧穴处擦拭消毒，擦拭时应从腧穴部位的中心点向外绕圈消毒，然后用左手拇、食、中三指依次夹紧耳尖，右手持三棱针或粗毫针迅速刺入，刺入深度1~2mm深，随即出针，再用左手挤压点刺部位，使之出血2~5滴。

3）操作后

针刺放血后，使用消毒干棉球擦净血液，并按压针孔1分钟。

（4）后背放血法

后背放血法多与拔罐疗法同时使用。

1）操作前

①器具准备：三棱针或梅花针，碘酊，11个4号罐具（外口径7.0cm，内

口径 5.3cm），瘦小者可用 3 号罐具（外口径 6.6cm，内口径 4.5cm），打火机，75% 酒精干棉球，镊子。

②体位：患者取俯卧位，暴露后背。

③定穴：选用背部足太阳膀胱经上的心俞、肺俞、肝俞、脾俞、肾俞。

④消毒：使用消毒干棉球蘸取适量碘酊在针刺腧穴处擦拭消毒，擦拭时应从腧穴部位的中心点向外绕圈消毒。

2）操作中

每个穴位处用三棱针点刺 3~5 下或用梅花针叩刺数下，见皮肤出现出血点，立即取罐以闪火法将罐具吸于穴位处，留罐 10~15 分钟，拔出适量的血，起罐后用消毒干棉球擦净皮肤上的血迹。

3）操作后

操作完成后，患者宜静卧 10~15 分钟，未出现其他症状方可离开。

（5）耳穴割治法

1）操作前

①器具准备：三棱针或粗毫针，碘酊，消毒干棉球。

②体位：患者保持正坐位。

2）操作中

①以适中的力度揉搓耳廓 2~3 分钟。

②使用消毒干棉球蘸取适量碘酊在耳背上擦拭消毒。

③使用手术刀片在治疗点的皮肤上迅速划开 1cm 左右的切口，放出血液。

3）操作后

待血液流出后，擦干清洁伤口，并进行消毒，防止感染。

3. 适应证

放血疗法适用于皮肤附属器疾病如脂溢性皮炎、痤疮、斑秃等；变态反应性疾病如湿疹、荨麻疹等；红斑鳞屑性疾病如银屑病等；瘙痒性皮肤病如瘙痒症、痒疹等；结缔组织病变如硬皮病等；色素性疾病如黄褐斑、白癜风等。

4. 注意事项

（1）在使用放血疗法治疗前，一定要全面了解患者的身体情况，注意患者是否有不适宜放血的其他疾病，如心脏病、贫血、血友病等。

（2）放血前，认真做好放血器具和所施治部位的消毒工作，以免引起感染。特别是在用刀具操作时，一定要遵循外科消毒原则。

（3）刺络时，进针宜轻，刺入宜浅，动作要快，出血如珠为宜，切记不要用力过猛。

（4）操作时必须避开重要的器官和动脉，严禁深刺，以免出血过多。

（5）放血后，要注意按压针孔，避免皮下组织出现瘀血。如果出现瘀血，一般10天左右会自动吸收，或给予热敷。

（6）治疗后注意避免接触水，以防感染。

5. 禁忌证

（1）素体虚弱或久病体虚不能耐受者禁用。

（2）妇女妊娠期、妇女产后、有习惯性流产者禁用。

（3）贫血、低血压或大出血后禁用。

（4）皮肤有创伤及溃疡者禁用。

（5）有出血性疾病或损伤后出血不止者禁用。

（四）穴位埋线疗法

穴位埋线疗法是指在消毒条件下用针具把羊肠线埋藏在腧穴皮下组织肌层，利用埋藏的羊肠线等在腧穴内的持久刺激作用防治疾病。

1. 作用

通过针具和药线在穴位内产生的持续刺激，起到"长效针感"的效果，达到刺激经络、平衡阴阳、调和气血、调整脏腑的治疗作用。

2. 适应证

（1）病毒性皮肤病：热疮、蛇串疮、疣、鼠乳、扁瘊、跖疣。

（2）皮肤附属器疾病：粉刺、酒渣鼻、油风、脂瘤、痰核。

（3）色素障碍性皮肤病：白驳风、鼾黯斑、老年斑。

（4）变态反应性皮肤病：湿疮、风瘙痒、牛皮癣、松皮癣、虫咬皮炎。

（5）物理性皮肤病：冻疮、肉刺、日晒疮。

（6）红斑及鳞屑性皮肤病：白疕、紫癜风。

3. 操作规范

（1）工具选择

①线体选择：可吸收性外科缝线，长度0.5~1.0cm。

②平头针灸针。

③一次性无菌注射针头。

④埋线包（包括剪刀、托盘、镊子）。

⑤一次性手套、口罩、帽子、碘酊、棉签等。

（2）操作前准备

①可吸收性外科缝线处理：开包后即剪即用，75%酒精浸泡，长度1cm左

右，浸泡时间≤2h。

②穴位选择：根据患者病情选取穴位，穴位应选择肌肉丰富部位，常用腹部、腰背部，慎用头面部穴位如风池等，禁用关节腔、关节、踝、腕关节以下穴位以及血管、神经干分布部位穴位（如内关、三阴交等），取穴数量应小于10个。

③体位选择：患者应选择平躺或坐位。

④环境要求：注意操作台环境清洁卫生，避免污染，有条件应设立独立埋线诊室。

（3）消毒

①施术者及助手手部消毒：双手应进行外科手术消毒规范消毒。

②器械消毒：埋线包消毒要求达到国家规定的医疗用品卫生标准以及消毒与灭菌标准。

③穴位埋线部位消毒：用0.5%的安尔碘皮肤消毒液在施术部位由中心向外环形消毒，也可采用2%碘酒擦拭，再用75%酒精脱碘的方法。

4. 操作步骤

（1）消毒：施术者及助手首先戴口罩、帽子，双手按外科手术消毒规范进行洗手消毒。

（2）打开埋线包及外科缝线包。

（3）将外科缝线剪成1.0cm左右长度的线体备用。

（4）取一次性注射针头接一次性平头针灸针针芯。

（5）助手对所选择的穴位进行准确定位后，对患者穴位局部消毒。

（6）取一段适当长度（1.0cm左右）的可吸收性外科缝线，放入一次性注射针头的前端，线头勿超出注射针头。

（7）施术者用一手拇指和食指固定拟进针穴位，另一只手持针刺入。

（8）选择适当针刺方向刺入，达到所需深度后，边推针芯边退针管，将线体埋植在穴位下肌层或皮下组织内。

（9）拔针后用无菌干棉签按压针孔止血，再外用输液贴外敷。

5. 注意事项

（1）严格无菌操作，埋线后6小时内局部禁止接触水，创面应保持干燥、清洁、防止感染。

（2）若发生晕针应立即停止治疗，按照晕针处理。

（3）穴位埋线时，拟留置体内的可吸收性外科缝线线头不应露出体外，如有线体露出体外，一定要拔出，重新定位、消毒、重新操作，以免感染。

（4）穴位埋线后1~3天内禁止剧烈运动，防止埋线部位出现肿胀。

（5）穴位埋线后1~3天内尽量减少海鲜等高蛋白饮食，防止埋线后过敏反应的发生，埋线后若出现硬结反应则慎再次埋线。

（6）每次埋线前都要对患者进行埋线前评估，排除不适宜埋线的患者或暂时无需埋线的患者。

6. 禁忌证

（1）有出血倾向、精神紧张、大汗、劳累后或饥饿时慎用埋线疗法。

（2）埋线时应根据不同穴位选择适当的深度和角度，埋线的部位不应妨碍机体正常功能和活动，如关节、颜面部位及瘢痕组织处禁止埋线。

（3）皮肤局部有皮肤病、炎症、溃疡、破损处禁止埋线。

（4）糖尿病、蛋白过敏者及其他各种疾病导致皮肤或皮下组织吸收和修复功能障碍者禁止埋线。

（5）孕妇的下腹部和腰骶部及妇女经期禁止埋线。

（五）梅花针叩刺疗法

梅花针叩刺疗法是指运用梅花针叩刺人体一定部位或穴位，激发经络功能，调整脏腑气血，以达到防治疾病目的的一种方法。

1. 作用

梅花针叩刺疗法具有调理脏腑，通经活络的作用。梅花针在局部叩刺，可产生良性刺激，通过经络的传导，把兴奋输送到所联系的脏腑，进而起到调节脏腑，疏通经络的作用。

2. 适应证

（1）皮肤附属器疾病：油风。

（2）色素障碍性皮肤病：白驳风。

（3）变态反应性皮肤病：慢性湿疮、牛皮癣。

3. 操作规范

（1）操作前

①物品准备：七星梅花针，棉签，1% 碘伏，75% 酒精。

②消毒：消毒针具及皮损处。

（2）操作中

①使用手腕之力，将针尖垂直叩打在皮损处，并立即提起，反复进行。

②频率不宜过快或过慢，一般每分钟叩刺 70~90 次。

③叩刺方法：叩刺方法有压击法和敲击法。压击法即拇指、中指、无名指

持住针柄，针柄末端靠在手掌后部，食指压在针柄上，压击时手腕活动，食指加压，刺激的强度在于食指的压力，适用于硬柄针。敲击法即拇指和食指捏住针柄的末端，上下颤动针头，利用针柄的弹性敲击皮肤，刺激的轻重应根据针头的重量和针柄的弹力，靠颤动的力量来掌握，适用于弹性针柄。

④根据患者体质、年龄、病情、叩刺部位的不同，有弱、中、强三种刺激。弱刺激：用较轻的腕力进行叩刺，以局部皮肤略有潮红，患者无疼痛感为度。中等刺激：介于强弱两种刺激之间，局部皮肤潮红，但无渗血，患者稍觉疼痛。强刺激：用较重的腕力进行叩刺，局部皮肤可隐隐出血，患者有疼痛感觉。

⑤年老体弱者、妇女儿童、虚证患者和头面、眼、耳、口、鼻及肌肉浅薄处的皮损用弱刺激；年壮体强者、实证患者和肩、背、腰、臀部等肌肉丰厚处的皮损用强刺激。其他部位的皮损，用中刺激。

（3）操作后

①患者应静卧 5~10 分钟，若出现口渴或贫血症状，应适当补充血容量。

②嘱患者 3~5 天内皮损处避免沾水，防止感染。

4. 注意事项

（1）使用梅花针叩刺治疗前，一定要全面了解患者的身体情况。

（2）梅花针叩刺前，认真做好梅花针器具和所施治部位的消毒工作，避免引起感染。

（3）在治疗前，要细致做好患者的思想工作。治疗时患者宜平卧在治疗床上，防止患者晕针。

（4）操作完成后，患者应静卧 10 分钟，若出现口渴或贫血症状，应适当补充血容量。

（5）需要长期治疗的患者，可隔日 1 次或隔两至三日治疗 1 次。

5. 禁忌证

（1）素体虚弱或久病体虚不能耐受者禁用。

（2）妇女妊娠期、妇女产后、有习惯性流产者禁用。

（3）贫血、低血压或大出血后患者禁用。

（4）皮肤有创伤及溃疡者禁用。

（5）年老体弱、虚脱等患者禁用。

（6）有出血性疾病或损伤后出血不止者禁用。

（六）体针疗法

体针疗法又称"毫针疗法"，是以毫针为工具，在人体十四经穴上施行一定的操作方法，有通调营卫气血，调整经络、脏腑功能的作用。

1. 作用

体针疗法能通调营卫气血，还能调整经络、脏腑功能。

2. 适应证

（1）感染性皮肤病：疖、有头疽、发际疮、丹毒。

（2）病毒性皮肤病：热疮、蛇串疮、疣、鼠乳、扁瘊、跖疣。

（3）皮肤附属器疾病：粉刺、酒渣鼻、油风、脂瘤、痰核。

（4）色素障碍性皮肤病：白驳风、黧黑斑、老年斑。

（5）变态反应性皮肤病：湿疮、风瘙痒、牛皮癣、松皮癣、虫咬皮炎。

（6）物理性皮肤病：冻疮、肉刺、日晒疮。

（7）红斑及鳞屑性皮肤病：白疕、紫癜风。

3. 操作步骤

（1）操作前

①物品准备：无菌针灸针，镊子，75%酒精棉球，干棉球，弯盘2个（一个盛放污棉球，一个盛放消毒液，浸泡用过的毫针）。

②体位：根据针刺穴位的不同，选择适宜体位，充分暴露针刺部位，以方便操作，患者感到舒适，肌肉放松能持久留针为宜。如取背部腧穴选取伏坐位或俯卧位，前身部腧穴选取仰卧体位，头面、四肢等处腧穴选取仰靠坐位。

（2）操作中

①定穴：根据处方选穴的要求，按照腧穴的定位方法，逐穴进行定取。为保证定穴准确，可用手指按压，以探求患者的感觉反应。

②消毒：医者手部消毒：先用肥皂水将手洗刷干净，待干后再用75%酒精棉球擦拭，方可持针操作。针刺部位消毒：用75%的酒精棉球在针刺腧穴处擦拭消毒，擦拭时应从腧穴部位的中心点向外绕圈消毒。针具消毒：用75%的酒精棉球由针身到针尖进行消毒。

③施术：临床应用时需根据腧穴所在部位的解剖特点、针刺深浅和手法要求灵活选用进针方法，以便于进针和减轻患者的疼痛。施术者以左手拇指或食指按压穴位，右手持针，紧靠左手指甲缘，以拇、食指下压力快速将针刺入皮肤，然后右手边捻转针柄边将针体刺入深处。此为指切进针法，多用于短针进针。长针进针可采用双手进针，即以左手拇、食指裹棉球捏住针身下端，露出针尖0.6~1cm，右手拇、食指夹持针柄，两手同时下压，快速将针尖刺入腧穴，然后左手支持针体，右手拇、食指捻转针柄，将针刺入深处。一般以取得针感而又不损伤重要脏器为度。

④形体瘦弱者宜浅刺，形体肥胖者宜深刺；年老、体弱、小儿宜浅刺，青壮年、身体强壮者宜深刺；阳证、表证、初病宜浅刺，阴证、里证、久病宜深刺；头面、胸背及肌肉薄处宜浅刺，四肢、臀、腹及肌肉丰厚处宜深刺；手足指趾、掌跖部宜浅刺，肘臂、腿膝处宜深刺等。一般来说，深刺多用直刺，浅刺多用斜刺和横刺。

⑤针刺得气后，根据病证的虚实，采用相应的补泻手法。在得气后，捻转幅度小，速度慢，或提插时，重插慢提为补法；相反，在得气后捻转幅度大，速度快，或提插时轻插重提为泻法。

（3）操作后

①起针：左手将消毒干棉球按压于针刺部位，右手持针做轻微的小幅度捻转，并随势将针缓慢提至皮下，静留片刻，然后出针。

②出针后：用消毒干棉球轻压针孔片刻，以防出血和疼痛。

4. 注意事项

（1）若发生晕针、弯针、折针等异常情况，应及时做出相应处理。

（2）凡过饥、过饱、酒醉、大汗、惊恐、疲乏等患者，均不可用体针疗法。

（3）常有自发性出血或损伤后出血不止者不宜针刺。

（4）皮肤有感染、溃疡、瘢痕的部位不宜针刺。

（5）对胸、胁、腰、背脏腑所居之处的腧穴，不宜直刺、深刺。

5. 禁忌证

（1）妊娠3个月以内，小腹部腧穴禁针。

（2）妊娠3个月以上，腹部、腰骶部腧穴禁针。

（3）三阴交、合谷等一些通经活血的腧穴在怀孕期间禁针。

（4）产后未满月或产后失血过多也应禁针。

（七）割耳疗法

割耳疗法是指用特定的针具或其他特定的物质刺激耳廓穴位的一种方法。

1. 作用

通过对耳部相应区域的刺激即可对人体内的功能变化进行相应的调整，从而起到舒经络，调气血，消肿止痛，镇静安眠，清热解毒，固本求元之功效。同时还具有很好的预防保健作用。

2. 适应证

（1）感染性皮肤病：丹毒。

（2）变态反应性皮肤病：药疹、荨麻疹。

（3）血管炎、脂膜炎、过敏性紫癜。

（4）结缔组织病及大疱性皮肤病：红斑狼疮。

3. 操作步骤

选择耳背处较明显粗大的青筋，局部常规消毒，用三棱针或注射器针头刺破较明显的血管使之出血，以达到治疗疾病的目的，每次放血 3~5ml，放血完毕后用无菌棉球按压，以防出血过多产生皮下瘀紫疼痛。

4. 注意事项

（1）严格消毒，防止发生感染。

（2）初次接受治疗者及年老体衰者放血量不宜过大。

（3）患有高血压及严重心脏疾病者忌强刺激。

（4）注意防止晕针现象的发生。

（5）耳穴每次不宜超过 10 个，以 4~5 穴为宜。

（6）自行按摩时以适宜力度为宜，切忌过度重按。

（7）避免耳廓部碰水使胶布脱落。

5. 禁忌证

（1）严重的寒冷性荨麻疹、雷诺病患者禁用。

（2）少数对冷冻治疗不耐受者禁用。

（3）糖尿病伴下肢血液循环障碍者禁用。

（八）敷脐疗法

敷脐疗法（简称脐疗）是指选用适当药物，制成一定的剂型（粉、糊、膏）填敷脐中以治疗疾病的方法。

1. 作用

（1）健脾和胃，升清降浊：脐疗可增强脾胃功能，使清阳得升，浊阴下降，以健脾止泻，和胃降逆。可用于治疗胃瘘、反胃、痞满、呕吐等。

（2）通调三焦，利水消肿：脐疗能激发三焦的气化功能，使气机畅通，经络疏通，还能促进代谢，缩减脂肪。可用于治疗小便不利、腹水、水肿、肥胖等。

（3）调理冲任，温补下元：冲为血海，任主胞胎，冲、任、督、带脉与生殖及妇女的经、带、胎、产息息相关，故用药物温脐可以调理冲任，理养血，固经安胎。临床可用于治疗妇女月经不调、痛经、带下、崩漏、滑胎、不孕、黄褐斑、面色暗以及男子阳痿、遗精、早泄等病。

（4）通经活络，行气止痛：脐通百脉，用温热药贴脐后，能够通经活络，理气和血，达到"通则不痛"的目的。适用于治疗肠麻痹、痹证、手足麻木及诸酸痛证。

（5）敛汗固表，涩精补虚：脐疗能收敛人体的精、气、神、津，调节脏腑阴阳平衡，调整体质，使气血调畅，营卫通利，帮助入睡。临床常用于治疗自汗、盗汗、带下、久泻、梦遗、滑精、惊悸、失眠等。

（6）防病驻颜，养生延年：脐为先天之命蒂，后天之气舍，是强壮保健的要穴。脐疗可增强人体抗病能力，有活化细胞、润肤驻颜、紧致肌肤的作用，还有补脾肾、益精气之功。可用于治疗虚劳诸疾、神经衰弱、不寐、少眠、多梦、烦躁等症，还能预防保健，回春延年。

2. 适应证

（1）病毒性皮肤病：热疮、蛇串疮、疣目、扁瘊、手足口病。

（2）变应性皮肤病：湿疮、瘾疹、水疥、四弯风、漆疮、药毒疹。

（3）细菌性皮肤病：疖、丹毒、黄水疮。

（4）瘙痒性皮肤病：风瘙痒、摄领疮。

（5）物理性皮肤病：冻疮、日晒疮、汗疹。

（6）红斑鳞屑性皮肤病：白疕、风热疮、猫眼疮、紫癜风。

（7）皮肤附属器皮肤病：粉刺、酒渣鼻、油风、汗证。

（8）色素障碍性皮肤病：白驳风、黧黑斑。

（9）皮肤黏膜疾病：唇风。

（10）结缔组织病：红蝴蝶疮、肌痹、狐惑病。

（11）皮肤血管病：葡萄疫、瓜藤缠。

3. 操作步骤

（1）根据病情选定方药。

（2）将选定的药物研成细末，或用作散剂，或用调和剂调匀成膏剂。如为新鲜湿润药物，还可直接捣如泥，作为膏剂。

（3）将患者脐部洗净擦干，将配制好的药粉或药膏置入脐中，然后用脐布或纱布垫覆盖固定。

（4）根据病情，或1~2天换药2次，或3~5天换药1次。

4. 注意事项

（1）明确疾病，辨证施治，正确选用和配制敷脐药物。

（2）敷脐后如局部有皮疹痒痛，应暂停3~5天；如出现局部溃疡，应停止敷脐，改用其他疗法。

（3）用此法7~10天后仍无效，改用其他疗法。

（4）此法对有些病证效果较慢，可配合药物内服、针灸、推拿等疗法同时使用，以提高疗效。

5. 禁忌证

本法无绝对禁忌证，但敷脐的药物一定要与疾病相符合。

（九）灌肠疗法

中药灌肠法是指利用中药汤剂，将药液由肛门灌入直肠、结肠，使药物直达病所，同时让药液保留在肠道内，通过肠黏膜吸收达到治疗和预防疾病的一种外治疗法。

1. 作用

灌肠疗法有润肠通腑、清热解毒、凉血活血、消癥散结的作用。

2. 操作步骤

（1）操作前

①操作前嘱患者先排净大、小便。向患者说明灌肠的目的、过程和注意事项，并配合操作。

②物品准备：治疗盘，灌肠筒或输液器一套，弯盘内放一次性无菌肛管（14~16号），温开水，水温计，液状石蜡，医用橡胶单，治疗巾，棉签，卫生纸，便盆，止血钳，输液架等。按照医嘱准备中药汤剂。

③测量药液温度，待39~41℃时导入灌肠筒或输液瓶内。

④保证环境整洁，关闭门窗，围屏风。

（2）操作中

①将灌肠筒或输液瓶，挂在输液架上，液面距肛门30~40cm。

②摆正体位：根据病变部位取左侧或右侧卧位，臀下垫橡胶单、治疗巾，并用小枕抬高患者臀部10cm左右，暴露肛门，注意保暖，臀旁置弯盘。

③插管灌液：润滑肛管，与灌肠筒或输液器连接，排进空气，排气后夹紧。插管手法正确，动作轻柔。肛管插入深度适宜（15~20cm），液面距肛门高度适宜（≤30cm，缓慢灌入），注入温开水5~10ml冲管。

④拔管：待药液滴完时夹紧输液管或灌肠筒的连管，拔出肛管放入弯盘。用卫生纸轻揉肛门部。

（3）操作后

①协助患者取舒适卧位，嘱咐患者尽量保留药液30~60分钟，臀部小枕可1小时以后再撤去，观察患者反应。

②隔日灌肠1次，每4次为1个疗程。一般1个疗程即可见效，如病情需

要可进行 2 个疗程。

3. 技术要领

①灌肠前嘱患者排空大便，必要时可先行清洁灌肠。

②配置灌肠液时应避免使用对肠黏膜有腐蚀作用的药物。

③药液温度应保持在 39~41℃，过低会使肠蠕动加强，腹痛加剧，过高则会引起肠黏膜烫伤或肠管扩张，产生强烈便意，致使药液在肠道内停留时间短、吸收少、效果差等。

④灌肠时速度不能太快，否则影响药液在肠道内保留的时间。

⑤施术者插入肛管时手法应轻柔，以免擦伤肠黏膜。对于有痔疮者，更应审慎。

⑥为使药液在肠道内尽量多保留一段时间，若某些患者不能保留，可采取头低足高仰卧位，灌肠液亦宜减少剂量。药液 1 次不要超过 200ml，可在晚间睡前灌肠，灌肠后不再下床活动，以提高疗效。

⑦滴入药液时如出现导管闭塞，液体进不去，可转动肛管或将肛管稍拉出一点，或摇动灌肠液以免药液沉渣闭塞导管。

⑧灌肠过程中注意观察患者反应，若出现面色苍白、出冷汗、剧烈腹痛、脉速、心慌、气急等，立即停止灌肠并通知医生进行处理。

⑨操作时尽量少暴露患者肢体，保护患者自尊心，并防止患者受凉。

4. 适应证

（1）红斑鳞屑性皮肤病：白疕、红皮。

（2）变应性皮肤病：湿疮、瘾疹。

（3）病毒性皮肤病：臊瘊、蛇串疮。

（4）皮肤附属器疾病：痤疮。

（5）血管性皮肤病：葡萄疫。

5. 禁忌证

（1）腹泻以及肛门、结肠、直肠手术者慎用。

（2）急腹症、消化道出血、妊娠、严重心血管疾病者不宜灌肠。

（3）肝性脑病患者禁用肥皂水灌肠，充血性心力衰竭患者或水钠潴留患者禁用生理盐水灌肠。

（十）小针刀疗法

小针刀疗法是指在中医学理论指导下，吸收现代西医及自然科学成果，再加以创造而成的医学新疗法，具有疗效好、见效快、疗程短、无毒副作用、适应范围广等优点。

1. 作用

小针刀疗法能刺入深部到病变处进行切割，剥离有害的组织。治疗过程操作简单，不受任何环境和条件的限制。治疗时切口小，不用缝合，对人体组织的损伤也小，且不易引起感染，无不良反应，患者也无明显痛苦和恐惧感，术后无需休息，治疗时间短，疗程短，患者易于接受。

2. 操作步骤

（1）体位选择：以医生操作方便且患者被治疗时自我感觉体位舒适为原则。

（2）在选好体位及治疗点后，做局部无菌消毒，即先用酒精消毒，再用碘酒消毒，后用酒精脱碘。

（3）医生戴无菌手套，最后确认进针部位，并做标记。对于身体大关节部位或操作较复杂的部位可铺无菌洞巾，以防止操作过程中污染。

3. 技术要领

（1）由于小针刀疗法是在非直视下进行操作治疗，如果对人体解剖特别是局部解剖不熟悉，手法不当，容易造成损伤，因此医生必须熟悉欲刺穴位深部的解剖结构，以提高操作时准确性和提高疗效。

（2）选穴一定要准确。

（3）注意无菌操作，特别是做深部治疗时，必要时可在局部铺无菌洞巾，或在无菌手术室内进行。

（4）小针刀进针时要速而捷，减轻进针带来的疼痛。

（5）施术后对某些创伤不太重的治疗点做局部按摩，以促进血液循环和防止术后出血粘连。

4. 适应证

小针刀适用于皮脂腺囊肿、银屑病、荨麻疹、鸡眼患者。

5. 禁忌证

（1）不宜在发热、感冒、感染等炎症性疾病期间进行针刀治疗，防止感染扩展到局部。

（2）患有内科疾患，如严重的心脑血管疾病或患者处于极度虚弱等情况时，不适合进行针刀治疗。

三、润法

常用的润法包括中药药浴疗法、中药湿敷疗法、中药封包疗法、中药涂擦疗法、中药面膜疗法、涂药法等。

（一）中药药浴疗法

中药药浴疗法是根据中医学辨证，将选择的中草药煎成汤剂，加入浴盆中进行全身性熏洗、浸渍的一种疗法。

1. 作用

根据患者、患部、病机，选取不同的浴药，以熏洗、浸渍，作用于患处局部，起到疏通经络、活血化瘀、祛风散邪、清热解毒、消肿止痛、调整阴阳、濡养肌肤、强身健体的作用。

2. 操作步骤

（1）操作前

①告知患者泡浴前必须淋浴洁身，以保持药池的卫生。并向患者说明药浴中可能出现的情况，出现温度、身体不适等及时告知，取得患者的信任、合作与配合。

②选取温度适宜、宽敞明亮、空气流通、避风的室内。

③嘱患者自备毛巾、拖鞋、换洗衣物等。

④物品准备：药液（根据患者皮损情况，辨证用药）、木桶、温度计等。

（2）操作中

①将遵医嘱配制好的药液倒入木桶内，测量药液温度，待药液达到合适温度时（39~42℃），将患者带到药浴室，嘱患者进行药浴。

②初浴时，水位宜在心脏以下，3~5分钟身体适应后，再慢慢泡至肩位。在治疗5分钟后应当询问患者有无不适，如有对药液过敏者，应当立即停止药浴，并对症处理。

③药浴时，可根据个体情况辅以穴位推拿按摩，以增强药浴效果。

（3）操作后

①每次药浴时间以30分钟为宜。药浴后要迅速擦干身体，覆盖浴巾，施术者协助患者整理衣物，避免着凉受风。

②药浴治疗后需休息20分钟，未出现其他症状方可离开。

③药浴对体力和体液有一定消耗，告知患者药浴结束后应及时补充水分及适量食物。

④对于老年人和干性皮肤的患者来说，建议在擦干皮肤后，涂抹保湿的润肤露；有皮肤疾患的人应及时涂抹药膏。

⑤整理物品并做好记录。

3. 技术要领

（1）饭前、饭后 30 分钟内，房事后，尤其大汗出者不宜药浴。空腹洗浴，容易发生低血糖，虚脱晕倒。饭后饱腹立即沐浴，影响食物的消化吸收。

（2）药液温度以 39~42℃为宜。湿敷频率以 1 日 1 次或隔日 1 次为宜。每次药浴时间以 30 分钟为宜。

（3）药浴时应选择避风处，冬天应注意保暖，夏天勿吹空调。

（4）皮肤敏感的人不建议用有刺激性的药物洗浴。

（5）老年人和有心、肺、脑病证的患者，不宜单独洗浴，应有家属在旁陪同。

（6）严格掌握患者药物过敏史，避免使用患者过敏的药物。若药浴部位出现苍白，红斑，水疱或者痒痛等症状时，应当立即停止治疗，并对症处理。

（7）若患者在药浴后，出现药液着色，及时向患者说明情况，数日后可自行消退，以减轻患者心理负担。

（8）所用物品需清洁消毒，每人一份，避免交叉感染。

4. 适应证

（1）变态反应性皮肤病：湿疮、瘾疹、风毒疡。

（2）红斑及鳞屑型皮肤病：红皮病、白疕。

（3）瘙痒性皮肤病：皮肤瘙痒症、痒疹。

（4）结缔组织病：硬皮病、皮肌炎。

5. 禁忌证

（1）高热大汗者或有高血压病、主动脉瘤、冠心病、心功能不全、出血倾向等患者禁止药浴治疗。

（2）经期或妊娠期妇女，禁止药浴治疗。

（3）哮喘持续发作者，禁止药浴治疗。

（4）皮肤有伤口、破溃者以及对药物过敏者，禁止药浴治疗。

（5）患有癫痫病的少儿等禁止药浴。

（二）中药湿敷疗法

中药湿敷疗法是根据皮肤部位辨证施治，中药煎煮后用敷料浸吸药液敷于皮损处，以达到治疗疾病的一种外治法。

1. 作用

（1）湿敷疗法对于皮肤具有滋润作用，通过冷的刺激，可以减少皮肤油脂和汗液的分泌，还可起到消炎、消肿的作用。

（2）湿敷可使表皮角质层膨胀，有利于药物透入皮肤，有助于药效发挥。

（3）根据患者病情辨证用药，中药湿敷还可以起到清热解毒，消肿散结，活血化瘀的作用。

2. 操作步骤

（1）操作前

①物品准备：药液，治疗碗，敷料（6~8层无菌纱布），镊子，温度计，一次性中单。准备温度适宜的药液，协助患者取合适体位，垫中单暴露湿敷部位，注意保暖。

②关闭门窗，避免患者受风。

③嘱患者清洁面部，铺垫一次性中单，嘱患者取仰卧位。

（2）操作中

①将所需物品移至床旁，核对医嘱，并向患者讲解湿敷法的作用和意义，使患者积极配合治疗。

②将遵医嘱配制好的药液倒入治疗碗内，测量药液温度，待药液达到合适温度时（24~28℃），浸入大小适宜的敷布，使其完全浸透药液。

③使用无菌镊子将敷料拧至不滴药液，展开敷布并将其敷于患处，紧贴患者皮损处。

④对于初次湿敷治疗的患者，在治疗5分钟时应当询问患者有无不适，如对药液过敏者，应当立即停止湿敷，并对症处理。

⑤每湿敷约5分钟，将敷料取下，重新放入药液，浸湿后使用无菌镊子拧至不滴药液再次敷于患处（或者使用注射器将药液喷淋于敷布上），以保持敷布湿度及温度。

（3）操作后

①每次湿敷时间以30分钟为宜，操作完毕后，应立即将湿敷布取下，用纱布或毛巾清洁患者局部皮肤。

②协助患者整理衣物，撤掉中单，整理床单。

③整理用物并做好记录。

3. 技术要领

（1）操作前向患者做好解释，以取得患者配合。

（2）充分暴露局部皮肤，用屏风遮挡保护患者隐私，并注意保暖，防止着凉。

（3）在面部湿敷时，可根据面部形态特征，特制适合面部的湿敷敷料。尽量避免掩盖眼、耳、口、鼻，确保患者呼吸通畅。

（4）湿敷敷料以 6~8 层纱布为宜。药液温度以室温（24~28℃）为宜。药液温度避免过高，防止烫伤。

（5）湿敷频率以 1 日 1~2 次为宜。每次湿敷时间以 30 分钟为宜。老年及小儿患者湿敷时间可适当缩短，湿敷面积不宜过大。

（6）湿敷时应将湿敷敷料拧至不滴药液为度，以防止药液漫流。

（7）湿敷前先选一处皮损，湿敷 1~2 次，观察局部无过敏反应，如红斑、水疱、痒痛等，方可大面积应用。

（8）应当用镊子将敷料中的多余药液挤掉，不可直接用手接触药液，以免污染药液。

（9）所用物品需清洁消毒，每人一份，避免交叉感染。

（10）若在湿敷过后，湿敷部位出现药液着色，数日后可自行消退，应及时向患者说明情况，以减轻患者心理负担。

4. 适应证

（1）变态反应性皮肤病：湿疮、牛皮癣、松皮癣、虫咬皮炎、瘾疹。

（2）红斑鳞屑性皮肤病：白疕、风热疮、猫眼疮、紫癜风。

（3）瘙痒性皮肤病：瘙痒症、痒疹。

（4）感染性皮肤病：疖、丹毒。

（5）病毒性皮肤病：蛇串疮。

（6）皮肤附属器疾病：粉刺、酒渣鼻、油风。

5. 禁忌证

（1）对湿敷药液过敏者禁用。

（2）有感染性皮损者禁用。

（三）中药封包疗法

中药封包疗法是指在患处涂敷药物后再用纱布或者保鲜膜进行封闭包裹，形成一个相对封闭的环境。本疗法能最大化增强药物的渗透性，使药力能够快速渗入到皮肤里，延长药物的药效作用时间。

1. 作用

中药封包疗法有消肿、清热解毒、软坚散结、祛风除湿、活血化瘀散寒、疏经通络行气的作用。

2. 操作步骤

（1）操作前

①告知患者中药封包的作用及注意事项，询问患者有无塑料薄膜过敏史。

②评估皮损局部是否适合此疗法，如皮损处有糜烂、渗出者，严禁使用此方法。

③物品准备：药膏或中药糊（根据患者症状辨证选取），保鲜膜，一次性中单，一次性医用手套。

④嘱患者提前清洁局部。助手应帮助患者缓解紧张情绪，铺好中单，嘱患者保持舒适体位，等待敷药。

（2）操作中

①涂抹药膏或中药糊时厚薄要均匀，大面积用药时，遵循从远端至近端，从对侧至近侧的原则，防止交叉感染。

②保鲜膜的大小要适宜，一般以超过皮损边缘 2cm 为宜，封包时尽量将保鲜膜下的空气排净，使保鲜膜与皮损及药物充分接触，以保证疗效。

③封包松紧度要适宜，封包时间不可过长，一般以 2 小时为宜。

（3）操作后

①观察封包后的局部皮肤，若出现红斑、丘疹、瘙痒、渗出、水疱等过敏现象时，立即停止使用，通知医生配合处理。

②封包后，将药物缓慢取下，辅助患者清洁局部，整理衣物，避免着凉。

③整理物品并做好记录。

3. 技术要领

（1）封包时间不宜过长，以 2 小时为宜，如有不良反应，马上解除封包。

（2）操作时尽量将保鲜膜内部空气排净，使保鲜膜与皮损及药物充分接触，确保疗效。

（3）因面部血管丰富，药物吸收迅速，加之皮肤薄嫩，容易产生面部皮炎，故一般不宜在面部应用封包疗法。

（4）由于夏季温度高、湿度大，皮肤出汗较多，因此，通常不宜在夏季采用封包疗法治疗皮肤病。

（5）注意观察，避免皮肤过敏。

4. 适应证

（1）感染性皮肤病：丹毒。

（2）变态反应性皮肤病：湿疮、牛皮癣、松皮癣。

（3）物理性皮肤病：冻疮。

（4）红斑鳞屑性皮肤病：白疕、紫癜风。

（5）真菌性皮肤病：鹅掌风。

5. 禁忌证

（1）皮损处于急性炎症期，有糜烂、渗出者禁用。

（2）皮肤水肿、感觉异常以及传染性皮肤病患者禁用。

（3）妊娠期禁用，哺乳期、经期妇女慎用。

（4）皮肤损伤、过敏或用药后出现红斑、丘疹、瘙痒、水疱等现象，应停止使用。

（5）有不明肿块、出血倾向者慎用。

（6）24小时急性期内用冷敷，禁止热敷。

（四）中药涂擦疗法

中药涂擦疗法是指将新鲜中草药切碎、捣烂，或将中药研末加入适量的调和剂（如鸡蛋清、酒、水、蜜等），调成干湿适当的糊状，敷于患处或穴位的外治疗法。其剂型有水剂、酊剂、油剂、膏剂等。

1. 作用

中药涂擦疗法具有舒筋活络、祛瘀生新、消肿止痛、清热解毒、拔毒等功效。

2. 操作步骤

用棉签、棉球、纱布等蘸取少许药膏，轻搓患处，薄涂局部。每日1~2次。

3. 技术要领

（1）避免将药物涂抹在正常皮肤上，防止产生刺激。

（2）必要时清洁局部皮肤。涂药次数依病情、药物而定，水剂、酊剂用后需将瓶盖盖紧，防止挥发。

（3）混悬液使用前先摇匀再涂药，霜剂则应用手掌或手指反复擦抹，使之渗透肌肤。

（4）涂药不宜过厚、过多，以防止毛孔闭塞。

（5）刺激性较强的药物，不可涂于面部，婴幼儿忌用。

（6）涂药后观察局部皮肤，如有丘疹、瘙痒或局部肿胀等过敏现象，立即停止用药，并将药物拭净或清洗，遵医嘱内服或外用抗过敏药物。

4. 适应证

本法适应证广泛，适用于皮损肥厚、皮肤发硬、麻木疼痛及顽固瘙痒等症。

5. 禁忌证

（1）急性炎症、皮肤破溃流水、疮面糜烂处忌用本法。

（2）感冒时忌大面积涂擦。

（3）婴幼儿面部、孕妇慎用。

（4）对药物过敏者禁用。

（五）中药面膜疗法

中药面膜疗法是将中药细粉用水、蛋清、蜂蜜调成糊状涂于面部，再将倒模粉调成糊状涂于面膜上的外治疗法。

1. 作用

（1）封包作用：面膜敷盖面部时，使面部皮肤与外界空气隔绝，阻止汗液蒸发，保持面部皮肤的营养和水分，增强皮肤的弹性和活力，面膜中的营养物质可以有效地渗透进皮肤，达到活血化瘀、疏通经络、宣导气血的作用，促进上皮组织细胞的新陈代谢。

（2）吸水作用：增加皮肤角质层内外浓度差，使角质层吸水能力增强。

（3）黏附作用：在除去面膜时，皮肤污物随面膜一起去除，使皮肤毛囊通畅，皮脂顺利排出，减少丘疹、脓疱、囊肿的形成。

（4）倒模在凝固时散发的热量，可促进局部皮肤的血液循环，增加药物精华的渗透和吸收，同时也可进一步加速炎症消散。

2. 适应证

（1）感染性皮肤病：疖、有头疽、发际疮、丹毒。

（2）病毒性皮肤病：扁瘊。

（3）皮肤附属器疾病：粉刺、酒渣鼻、白屑风。

（4）色素障碍性皮肤病：黧黑斑。

3. 操作步骤

（1）物品准备：治疗巾，治疗碗，粉刺针，面板。

（2）首先应做好敷面膜前的皮肤准备，根据皮肤类型，选择合适的洁面产品，彻底清洁皮肤，然后使用毛巾将头发包扎，盖上长方盖布，只暴露面部。

（3）嘱患者平卧，使用喷雾仪器在距离面部皮损30cm处用蒸馏水喷雾10分钟。过敏性皮肤宜用冷喷熏面（伴有黑头粉刺及脓头粉刺者，可先在皮损处行清创术，用酒精局部消毒后，使用粉刺针从脓疱顶部薄弱处刺破皮肤，用粉刺针的按压端按压脓疱周围促使脓液排出）。

（4）根据面部美容需要，选择含有油脂成分的底霜，用手指打圈法将底霜均匀涂抹于面部。采用双螺旋式、鼻旁推抹、下颏弹拨、口周和眼周圆形揉摩、额部外抹、额部弹拨、面部切叩等按摩手法，使面部肌肉放松，经络疏通。手法宜轻缓柔和，用力均衡，以患者舒适为度。

（5）将中药面膜加入蒸馏水混合，搅拌成糊状，使用面膜刷均匀地按颈部、下颌、两颊、鼻、唇周、额顺序涂抹，应距眼睛、唇、眉部处间隔 0.5cm 左右，以免刺激眼、黏膜引起不良反应。

（6）敷中药面膜 15 分钟后，将 50g 倒模粉放入碗中，用温水调成糊状，用面板将倒模糊敷盖面部（仅留眼、鼻孔），厚度为 0.5~1.0cm。倒模 5~10 分钟塑形变硬，25~30 分钟后倒模已完全干涸紧缩，温度降低，除去倒模。

4. 注意事项

（1）按摩手法要轻柔，自然舒适，以患者感觉舒适为度，痤疮处应避免直接按摩。

（2）倒模涂敷厚度应控制在 0.1cm，太厚或太薄都会影响疗效。

（3）面膜成形时与汗毛粘连在一起，揭去面膜时动作要轻柔，减少因牵拉造成的疼痛。

（4）面膜治疗 1 周 1 次，勿过于频繁。

（5）敷面膜后要避免表情肌的扯动，最好采取卧位。

5. 禁忌证

（1）面部皮炎症见毛细血管扩张或面部潮红者，或面部炎症性皮肤病伴有红肿、水疱、糜烂、渗液、化脓，或面部有伤口、创面未愈合者慎用。

（2）面部有扁平疣者不可按摩。

（3）鼻塞、眼部炎症及严重心肺疾病患者慎用。

（六）涂药法

涂药法是将各种外用药直接涂于患处的一种外治方法。

1. 作用

涂药法具有祛风除湿、解毒消肿、止痒镇痛的作用。

2. 适应证

（1）病毒性皮肤病：热疮、蛇串疮、疣目、扁瘊。

（2）变应性皮肤病：湿疮、瘾疹、水疥、四弯风。

（3）细菌性皮肤病：疖、丹毒、黄水疮。

（4）瘙痒性皮肤病：风瘙痒、摄领疮。

（5）物理性皮肤病：冻疮、日晒疮。

（6）红斑鳞屑性皮肤病：白疕、风热疮、猫眼疮、紫癜风等。

（7）皮肤附属器皮肤病：粉刺、酒渣鼻等。

（8）色素障碍性皮肤病：白驳风、黧黑斑等。

（9）黏膜疾病：唇风等。

（10）结缔组织病：红蝴蝶疮等。

3. 操作步骤

（1）备齐物品，携至床旁，向患者做好解释，核对医嘱。

（2）根据涂药部位，选取合适体位，暴露涂药部位，注意保暖，必要时用屏风遮挡。

（3）清洁皮肤，将配制好的药物用棉签均匀地涂于患处。皮损面积较大时，可用镊子夹棉球蘸药物涂抹，蘸药干湿度要适宜，涂药厚薄要均匀。

（4）必要时用纱布覆盖，胶布固定。

（5）涂药完毕后，协助患者穿衣，选择舒适体位，整理床单。

（6）清理物品，做好记录并签字。

4. 注意事项

（1）涂药前需清洁局部皮肤。

（2）水剂、酊剂使用后须将瓶盖盖紧，防止挥发。

（3）混悬液使用前先摇匀再涂药。

（4）霜剂则应用手拿或用手指反复擦抹，使药物渗入肌肤。

（5）涂药不宜过厚、过多，以防毛孔闭塞。

（6）刺激性较强的药物，不可涂于面部，婴幼儿忌用。

（7）涂药后观察局部皮肤，如有丘疹、瘙痒或局部肿胀等过敏现象时，停止用药，并将药物擦拭干净或清洗，遵医嘱内服或外用抗过敏药物。

5. 禁忌证

婴幼儿颜面部禁用。

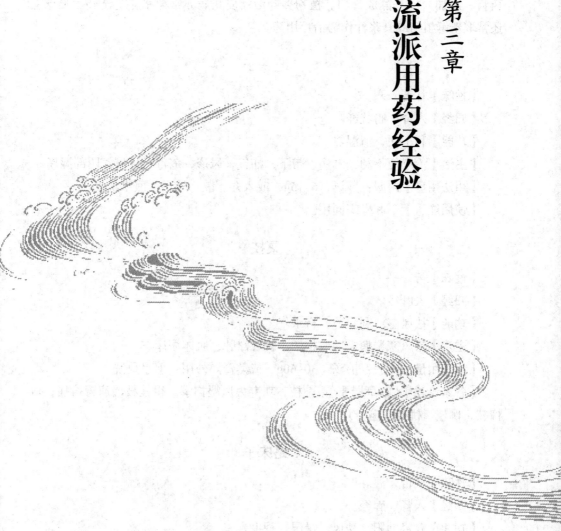

第三章

流派用药经验

第一节　植物类药

　　治疗皮肤病，多用植物类药的根、茎、叶或种子晒干研成细末外用，或将植物药置于香油中浸泡煎熬，使其有效成分溶入油内制成油剂，或加入醋制成药膏，或加入樟丹熬成膏药。植物类药治疗皮肤病亦常熬水作为洗药。临床上还常取新鲜植物或其浆汁作为治疗用药。

地肤子

【性味】甘苦，寒。

【归经】入肾、膀胱经。

【功能】利小便，清湿热。

【主治】治小便不利，淋病，带下，疝气，风疹，疮毒，疥癣，阴部湿痒。

【用法用量】内服：煎汤，6~15g，或入丸、散。外用：煎水洗。

【使用注意】不和螵蛸同用。

桑枝

【性味】苦，平。

【归经】入肝经。

【功能】祛风湿，利关节，行水气。

【主治】治风寒湿痹，四肢拘挛，脚气浮肿，肌体瘙痒。

【用法用量】内服：煎汤，30~60g，或熬膏。外用：煎水熏洗。

【各家论述】《本草撮要》：桑枝，功专去风湿拘挛，得桂枝治肩臂痹痛；得槐枝、柳枝、桃枝洗遍身痒。

蛇床子

【性味】辛苦，温。

【归经】入肾、脾经。

【功能】温肾助阳，祛风，燥湿，杀虫。

【主治】治男子阳痿，阴囊湿痒，女子带下阴痒，子宫寒冷不孕，风湿痹痛，疥癣湿疮。

【用法用量】内服：煎汤，3~9g，或入丸剂。外用：煎水熏洗，或作为坐药

（栓剂），或研末撒、调敷。

【各家论述】《神农本草经疏》：蛇床子，味苦平；《名医别录》辛甘无毒；今详其气味，当必兼温燥，阳也。故主妇人阴中肿痛，男子阳痿湿痒，除痹气，利关节，恶疮。

《本草正义》：蛇床子，温暴刚烈之品，《神农本草经》虽称其苦辛。然主治妇人阴中肿痛，男子阳痿湿痒，则皆主寒湿言之，必也肾阳不振，寒水弥漫，始可以为内服之品。甄权已谓其有毒，濒湖且谓蛇虺喜卧其下，食其子，盖产卑湿汙下之地，本系湿热之气所钟，其含毒质可知。观雷敩制法，以浓蓝汁同浸，再以生地黄汁拌蒸，无非监制其燥烈之性。故近今医籍，绝少用为内服之药，况市肆中以为贱品，皆不炮制，而可妄用以入煎剂乎《神农本草经》又谓除痹气，利关节，癫痫，则燥烈之性，本能通行经络，疏通关节，然非寒湿，及未经法制者，慎弗轻投。《神农本草经》又主恶疮，则外治之药也。外疡湿热痛痒，浸淫诸疮，可作汤洗，可为末敷，收效甚捷，不得以贱品而忽之。

【临床应用】①治疗滴虫性阴道炎。②治疗急性渗出性皮肤病。

紫草

【性味】苦，寒。

【归经】入心包络、肝经。

【功能】凉血，活血，清热，解毒。

【主治】治温热斑疹，湿热黄疸，紫癜，吐、衄、尿血，淋浊，热结便秘，烧伤，湿疹，丹毒，痈疡。

【用法用量】内服：煎汤，3~9g，或入散剂。外用：熬膏涂。

【各家论述】《本草纲目》：紫草，其功长于凉血活血，利大小肠。故痘疹欲出未出，血热毒盛，大便闭涩者宜用之，已出而紫黑便闭者亦可用。若已出而红活，及白陷大便利者，切宜忌之。故杨士瀛《直指方》云，紫草治痘，能导大便，使发出亦轻，得木香、白术佐之，尤为有益。又曾世荣《活幼心书》云，紫草性寒，小儿脾气实者犹可用，脾气虚者反能作泻。古方惟用茸，取其初得阳气，以类触类，所以用发痘疮，今人不达此理，一概用之，非矣。

《神农本草经疏》：紫草为凉血之要药，故主心腹邪热之气。五疸者，湿热在脾胃所成，去湿除热利窍，其疸自愈。邪热在内，能损中气，邪热散即能补中益气矣。苦寒性滑，故利九窍而通水道也。腹肿胀满痛者，湿热瘀滞于脾胃，则中焦受邪而为是病，湿热解而从小便出，则前症自除也。合膏药疗小儿痘疮及面皶，皆凉血之效也。

《本草求原》：紫草，痘疹隐隐，欲出未出，色赤干枯，及已出而便闭、色紫黑者宜之，痘夹黑疔亦宜。若痘已齐布红活，二便通调，则改用紫草茸……于血热未清，用以活血而寓升发之义也。若红活，二便滑，及白陷者，忌之。至灰滞而便滑，则又宜虫部之紫草茸，宜参观之。

《本草崇原集说》：时法每以紫草配为凉剂，解痘毒，率多寒中变证。惟士宗先用桂枝汤化太阳之气，气化则毒不留。又有桂枝汤加金银花、紫草等法。

《本草正义》：紫草，气味苦寒，而色紫入血，故清理血分之热。古以治脏腑之热结，后人则专治痘疡，而兼疗瘢疹，皆凉血清热之正旨。杨仁斋以治痈疡之便闭，则凡外疡家血分实热者，皆可用之。且一切血热妄行之实火病，及血痢、血痔、溲血、淋血之气壮邪实者，皆在应用之例。而今人仅以为痘家专药，治血热病者，治外疡者，皆不知有此，疏矣。

【临床应用】①预防麻疹。②治疗肺结核合并血小板减少性紫癜。③治疗婴儿皮炎、外阴湿疹、阴道炎及子宫颈炎。④治疗扁平疣及银屑病。⑤治疗玫瑰糠疹。

金银花

【性味】甘，寒。

【归经】入肺、胃经。

【功能】清热，解毒。

【主治】治温病发热，热毒血痢，痈疡，肿毒，瘰疬，痔漏。

【用法用量】内服：煎汤，9~15g，或入丸、散。外用：研末调敷。

【各家论述】《本草正》：金银花，善于化毒，故治痈疽、肿毒、疮癣、杨梅、风湿诸毒，诚为要药。毒未成者能散，毒已成者能溃，但其性缓，用须倍加，或用酒煮服，或捣汁掺酒顿饮，或研烂拌酒厚敷。若治瘰疬上部气分诸毒，用一两许时常煎服极效。

《本经逢原》：金银花，解毒去脓，泻中有补，痈疽溃后之圣药。但气虚脓清，食少便泻者勿用。痘疮倒陷不起，用此根长流水煎浴，以痘光壮为效，此即水杨汤变法。

【临床应用】①治疗外科化脓性疾患。②治疗荨麻疹。

连翘

【性味】苦，凉。

【归经】入心、肝、胆经。

【功能】清热，解毒，散结，消肿。

【主治】治丹毒，斑疹，痈疡肿毒，瘰疬，小便淋闭。

【用法用量】内服：煎汤，9~15g，或入丸，散。外用：煎水洗。

【临床应用】治疗紫癜病：取连翘18g，加水用文火煎成150ml，分3次食前服，忌食辛辣。治疗血小板减少性紫癜患者1例，过敏性紫癜患者2例，经2~7天治疗，皮肤紫癜全部消退。连翘治疗紫癜可能与其中含有多量芸香甙有关，芸香甙能保持毛细血管正常抵抗力，减少毛细血管的脆性和通透性。此外，连翘还有脱敏作用。

蒲公英

【性味】苦甘，寒。

【归经】入肝、胃经。

【功能】清热解毒，利尿散结。

【主治】治急性乳腺炎，淋巴结炎，瘰疬，疔毒疮肿，急性结膜炎，感冒发热，急性扁桃体炎，急性支气管炎，胃炎，肝炎，胆囊炎，尿路感染。

【用法用量】内服：煎汤，10~30g（大剂60g），捣汁或入散剂。外用：捣敷。

【各家论述】《神农本草经疏》：蒲公英味甘平，其性无毒。当是入肝入胃，解热凉血之要药。乳痈属肝经，妇人经行后，肝经主事，故主妇人乳痈肿乳毒，并宜生啖之良。

《本草求真》：蒲公英，能入阳明胃、厥阴肝，凉血解热，故乳痈、乳岩为首重焉。缘乳头属肝，乳房属胃，乳痈、乳岩，多因热盛血滞，用此直入二经，外敷散肿臻效，内消须同夏枯、贝母、连翘、白芷等药同治。

《本草正义》：蒲公英，其性清凉，治一切疔疮、痈疡、红肿热毒诸证，可服可敷，颇有应验，而治乳痈乳疖，红肿坚块，尤为捷效。鲜者捣汁温服，干者煎服，一味亦可治之，而煎药方中必不可缺此。

【临床应用】蒲公英是清热解毒的药物。近年来通过进一步研究，证明它有良好的抗感染作用。现已制成注射剂、片剂、糖浆等不同剂型，广泛应用于临床各科，治疗多种感染性炎症效果较好。

白茅根

【性味】甘，寒。

【归经】入肺、胃、小肠经。

【功能】凉血，止血，清热，利尿。

【主治】治热病烦渴，吐血，衄血，肺热喘急，胃热哕逆，淋病，小便不利，水肿，黄疸。

【用法用量】内服：煎汤，9~15g，捣汁或研末。

大青叶

【性味】苦，寒。

【归经】入肝、心、胃经。

【功能】清热，解毒，凉血，止血。

【主治】治温病热盛烦渴，流行性感冒，急性传染性肝炎，中毒性菌痢，急性胃肠炎，急性肺炎，丹毒，吐血，衄血，黄疸，痢疾，喉痹，口疮，痈疽肿毒。

【用法用量】内服：煎汤，或捣汁。外用：捣敷或煎水洗。

黄芩

【性味】苦，寒。

【归经】入心、肺、胆、大肠经。

【功能】泻实火，除湿热，止血，安胎。

【主治】治壮热烦渴，肺热咳嗽，湿热泻痢，黄疸，热淋，吐血，衄血，崩漏，目赤肿痛，胎动不安，痈肿疔疮。

【用法用量】内服：煎汤，或入丸、散。外用：煎水洗或研末。

【各家论述】《药对》：黄芩，得厚朴、黄连止腹痛；得五味子、牡蒙、牡蛎令人有子；得黄芪、白蔹、赤小豆疗鼠瘘。

《神农本草经疏》：黄芩，其性清肃，所以除邪；味苦所以燥湿；阴寒所以胜热，故主诸热。诸热者，邪热与湿热也，黄疸、肠澼、泄痢，皆温热胜之病也，析其本，则诸病自瘳矣。苦寒能除湿热，所以小肠利而水自逐，源清则流洁也。血闭者，实热在血分，即热入血室，令人经闭不通，湿热解，则荣气清而自行也。恶疮疽蚀者，血热则留结，而为痈肿溃烂也；火疡者，火气伤血也，凉血除热，则自愈也。《名医别录》消痰热者，热在胸中，则生痰火，在少腹则绞痛，小儿内热则腹痛，胃中湿热去，则胃安而消谷也。淋露下血，是热在阴分也；其治往来寒热者，邪在少阳也；五淋者，湿热胜所致也；苦寒清肃之气胜，则邪气自解，是伐其本也。黄芩为苦寒清肃之药，功在除热邪，而非补益之品，当与黄连并列，虽能清热利湿消痰，然苦寒能损胃气而伤脾阴，脾肺虚热者忌之。

《本草汇言》：清肌退热，柴胡最佳，然无黄芩不能凉肌达表。上焦之火，山栀可降，然舍黄芩不能上清头目。所以方脉科以之清肌退热，疮疡科以之解毒生肌，光明科以之散热明目，妇女科以之安胎理经，此盖诸科半表半里之首剂也。

《药品化义》：黄芩中枯者名枯芩，条细者名条芩，一品宜分两用。盖枯芩体轻主浮，专泻肺胃上焦之火，主治胸中逆气，膈上热痰，咳嗽喘急，目赤齿痛，吐衄失血，发斑发黄，痘疹疮毒，以其大能凉膈也。其条芩体重主降，专泻大肠下焦之火，主治大便闭结，小便淋浊，小腹急胀，肠红痢疾，血热崩中，胎漏下血，夹热腹痛，谵语狂言，以其能清大肠也。

黄柏

【性味】苦，寒。

【归经】入肾、膀胱经。

【功能】清热，燥湿，泻火，解毒。

【主治】治热痢，泄泻，消渴，黄疸，痿痹，梦遗，淋浊，痔疮，便血，赤白带下，骨蒸劳热，目赤肿痛，口舌生疮，疮疡肿毒。

【用法用量】内服：煎汤，或入丸、散。外用：研末调敷或煎水浸渍。

【临床应用】

（1）治疗耳部湿疹：用黄柏粉（含小檗碱1.6%）1份，香油1.2份，调成糊状，每日涂药1次。共治疗30例耳部湿疹患者，涂药1~2次后85%以上患者湿烂面干燥结痂，涂药5~7次后均好转。

（2）黄柏致过敏性药疹：曾有1例患者用开水冲服黄柏3g左右，于服药5~6小时后，胸部发痒，继而起多个小疙瘩，并蔓延全身，经脱敏常规治疗而愈。事后再用黄柏煎液行皮肤划痕试验，呈强阳性反应。

第二节　动物类药

临床多用动物的身体或某一部分组织焙干后研成粉末，或将动物烧成碳研末。还可混入粉剂及膏药内外用。

全蝎

【性味】咸辛，平，有毒。

【归经】肝经。

【功能】祛风，止痉，通络，解毒。

【主治】治惊风抽搐，癫痫，中风，半身不遂，口眼歪斜，偏头痛，风湿痹痛，破伤风，淋巴结结核，风疹疮肿。

【用法用量】内服：煎汤，全蝎 2.4~4.5g，蝎尾 0.9~1.5g，或入丸、散。外用：研末调敷。

【使用注意】血虚生风者忌服。

【临床应用】

（1）治疗癫痫：取全蝎（连尾）、蜈蚣（去头、足）等量，晒干研末，蜜制为丸如梧桐子大，成人每日 4.5~7.2g，早晚分服。小儿按年龄、体重递减。如无毒性反应，可连续使用。治疗 8 例癫痫患者，服药后癫痫停止发作 1 例，发作次数减少、间隔日期延长、缓解幅度较服药前有所增加者 3 例，发作时症状有明显减轻者 2 例，无效 2 例。

（2）治疗痹痛：全蝎不仅有较好的止痛作用，而且对患处发麻亦有效。用法：将全蝎研粉，每日晨起吞服 1.2g。如配合其他药物或疗法使用，效果更佳。

（3）治疗淋巴结结核：取全蝎、蜈蚣各 1 只，研成细粉，打入 1 个鸡蛋搅拌，用食油炒熟（忌铁锅）服用，每日晨起 1 次，服 30 余次即可收到效果。

（4）治疗烧伤：取活蝎 30~40 个，放入 1 斤食油中浸泡，12 小时后即可使用（浸泡时间越长，效力越强）。使用时将烧伤面水疱挑破，涂抹此油。治疗 8 例烧伤患者，均很快止痛，短期结痂而愈。

（5）治疗急性扁桃体炎：取蝎尾一小节，置于直径 2cm 的橡皮膏正中，贴于下颌角下方正对肿大的扁桃体外面皮肤上。若双侧肿大，则两侧同用。一般贴 12 小时即能收效，若无明显缓解，可继续用 12 小时。如有并发症，则应改用其他药物治疗。

海螵蛸

【性味】咸，微温。

【归经】入肝、肾经。

【功能】除湿，制酸，止血，敛疮。

【主治】治胃痛吞酸，吐血，衄血，呕血，便血，崩漏带下，血枯经闭，腹痛癥瘕，虚疟泻痢，阴蚀烂疮。

【使用注意】不与白蔹、白及、附子同用。血病热者勿用

【各家论述】《本草纲目》：乌贼骨，厥阴血分药也，其味咸而走血也，故血枯、血瘕、经闭、崩带、下痢、疳疾，厥阴本病也；寒热疟疾、聋、瘿、少

腹痛、阴痛，厥阴经病也；目翳、流泪，厥阴窍病也；厥阴属肝，肝主血，故诸血病皆治之。按《素问》云：有病胸胁支满者，妨于食，病至则先闻腥臊臭，出清液，先唾血，四肢清，目眩，时时前后血，病名曰血枯，得之年少时，有所大脱血，或醉入房中，气竭肝伤，故月事衰少不来，治之以四乌贼骨一䕡茹……所以利肠中及肝伤也。观此，则其入厥阴血分无疑矣。

《神农本草经疏》：乌贼鱼骨，味咸，气微温无毒，入足厥阴、少阴经。厥阴为藏血之脏，女人以血为主，虚则漏下赤白，或经汁血闭，寒热癥瘕；少阴为藏精之脏，主隐曲之地，虚而有湿，则阴蚀肿痛，虚而寒客之则阴中寒肿；男子肾虚，则精竭无子，女子肝伤，则血枯无孕；咸温入肝肾，通血脉而祛寒湿，则诸证除，精血足，令人有子也。其主惊气入腹，腹痛环脐者，盖肝属木主惊，惊入肝胆，则营气不和，故腹痛环脐也。入肝胆，舒营气，故亦主之。温而燥湿，故又主疮多脓汁也。

【临床应用】

（1）治疗胃、十二指肠溃疡：以乌贼骨为主，配合其他药物内服，对溃疡病及其引起的出血、穿孔，均有较好疗效。①将乌贼骨粉85%，浙贝母粉15%混合。每服2~5g，每日3次，饭前服。或于上述散剂中加入大黄10%，以纠正乌贼骨易引起便秘的副作用。亦可用乌贼骨30g炒黄，配伍半夏3g研末混合。用法同上。治疗溃疡病有制酸、止血、止痛等作用。一般服药后3~5日即开始生效，食欲转佳，吞酸及上腹部疼痛减轻或消失，大便转为黄色。多数患者经1~3个月治疗后症状、体征均消失或显著改善。②乌贼骨粉与白及粉等量混合，每日3~4次，每次3~5g，温开水调服。用于治疗溃疡病出血，观察数十例溃疡病患者，一般在3~7日内，即呕血停止，大便颜色恢复正常，粪潜血试验转阴。③乌贼骨、白及粉各4.5g，氢氧化铝凝胶25ml。混合搅拌后用冷开水送服，每日3~4次。同时配合胃肠减压、抗感染、消炎、禁食等措施，治疗胃、十二指肠溃疡效果较好。

（2）治疗疟疾：用乌贼骨粉3g，白酒或黄酒10ml，混合后1次服完。一般只需服1次，至多服3次即能奏效。

（3）治疗哮喘：用乌贼骨1斤焙干研粉，砂糖2斤，混合。成人每次15~24g，儿童酌减，每日服3次。一般用药2周即可见效。

（4）治疗下肢溃疡：溃疡面经用高锰酸钾溶液洗净后，撒上乌贼骨粉，用纱布覆盖固定。每隔2~3日换药1次。

（5）用于拔牙及鼻部手术止血：用乌贼骨粉与淀粉制成胶性海绵，用于拔牙后止血，一般在1~3分钟即可止血。较之淀粉海绵及吸收性明胶海绵止血的效果快，疗效可靠，再次出血概率低，且对组织无异体刺激，易被组织溶解吸收。对创口愈合亦无影响，在 24~48 小时后，伤口内的海绵全被吸收，未见其他不良反应。对伤口较大和急性期拔牙的患者止血效果亦佳，且再次出血概率低，乌贼骨粉有促进炎症吸收和加快伤口愈合的作用。乌贼骨止血海绵用于鼻部手术止血，效果亦佳。

蜈蚣

【性味】辛，温，有毒。

【归经】入肝经。

【功能】祛风，定惊，攻毒，散结。

【主治】治中风，惊痫，破伤风，百日咳，瘰疬，结核，癥积瘤块，疮疡肿毒，风癣，白秃疮，痔漏，烫伤。

【用法用量】内服：煎汤，1.5~4.5g，或入丸、散。外用：研末调敷。

【使用注意】孕妇忌服。

【各家论述】《本草纲目》：按杨士瀛《直指方》云，蜈蚣有毒，惟风气暴烈者可以当之，风气暴烈，非蜈蚣能截能擒，亦不易止，但贵药病相当耳。设或过剂，以蚯蚓、桑皮解之。又云，瘰疮一名蛇瘴，蛮烟瘴雨之乡，多毒蛇气，人有不服水土风气，而感触之者，数月以还，必发蛇瘴，惟赤足蜈蚣，最能伏蛇为上药，白芷次之。然蜈蚣又治痔漏、便毒、丹毒等病，并陆羽《茶经》载《枕中方》治瘰疬一法，则蜈蚣自能除风攻毒，不独治蛇毒而已也。

《医学衷中参西录》：蜈蚣，走窜主力最速，内而脏腑，外而经络，凡气血凝聚之处皆能开之。性有微毒，而转善解毒，凡一切疮疡诸毒皆能消之。其性尤善搜风，内治肝风萌动，癫痫眩晕，抽掣瘛疭，小儿脐风；外治经络中风，口眼歪斜，手足麻木。为其性能制蛇，故又治蛇症及蛇咬中毒。外敷治疮甲（俗名鸡眼）。用时宜带头足，去之则力减，且其性原无大毒，故不妨全用也。有病噎膈者，服药无效，偶思饮酒，饮尽一壶而病愈。后视壶中有大蜈蚣一条，恍悟其病愈之由不在酒，实在酒中有蜈蚣也。盖噎膈之证，多因血瘀上脘，为有形之阻隔，蜈蚣善于开瘀，是以能愈。观于此，则治噎膈者，蜈蚣当为急需之品矣。

【临床应用】

（1）治疗结核病：取蜈蚣（去头、足）焙干研末内服，每次量为 3~5 条，每日 2~3 次。可治疗结核性胸膜炎、结核性肋膜炎、肺结核、散发性结核、肋骨结核、乳腺结核与颈淋巴结结核。

（2）治疗百日咳：取蜈蚣、甘草等份，焙干研末口服，每日3次，每次1~2岁1.5g，3~4岁2g。连服5~7天为1个疗程。

（3）治疗癌症：蜈蚣晒干研末，每日取2~3条蜈蚣，分次服。或以蜈蚣100条制成200ml注射液，每天用2~4ml，于病灶基底部浸润注射。

（4）治疗颌下淋巴结炎：取干蜈蚣2条，水煎分3次服，每日1剂。一般3~4天即可治愈。本药在急性期与早期服用效果好；对慢性或晚期化脓性患者能控制炎症扩散而加速局限，并有消除疼痛与肿胀的作用。

（5）治疗骨髓炎：取蜈蚣焙干研末，以0.5g装入胶囊或压片内服，每次1g，每日3次，小儿减半，同时用凡士林纱条拌药粉敷于瘘管内，每日1次。

（6）治疗甲沟炎：取蜈蚣1条，雄黄、枯矾各1.5g，共研细末，另取新鲜鸡蛋1只，一端打破，倒出部分蛋白，以手指插入不溢出为度，然后将药粉装入蛋内搅匀，患指即从蛋孔处插入，用小火沿着蛋壳周围烘1小时以上，以患指有温热感为度，根据病情轻重每日烘烤1~2次，烘治后用无菌纱布包扎。

（7）治疗烧烫伤：取活蜈蚣若干条，用麻油浸泡半个月。油以浸过蜈蚣面为度。Ⅰ度烧烫伤患者用蜈蚣油涂患处，Ⅱ~Ⅲ度烧烫伤患者用纱布浸蜈蚣油敷患处，绷带包扎。

蝉蜕

【性味】甘咸，凉。

【归经】入肺、肝经。

【功能】散风热，宣肺，定痉。

【主治】治外感风热，咳嗽音哑，麻疹透发不畅，风疹瘙痒，小儿惊痫，目赤，翳障，疔疮肿毒，破伤风。

【用法用量】内服：煎汤，3~6g，或入丸、散。外用：煎水洗或研末调敷。

【使用注意】孕妇慎服。

【各家论述】《本草纲目》：蝉，主疗皆一切风热证，古人用身，后人用蜕，大抵治脏腑经络，当用蝉身；治皮肤疮疡风热，当用蝉蜕。

张寿颐：蝉蜕，主小儿惊痫，盖幼科惊痫，内热为多，即《素问》之所谓血与气并，交走于上，则为薄厥，治以寒凉，降其气火，使不上冲，此所以能治癫痫之真义也，甄权谓蝉蜕治小儿壮热，其意亦同。目之翳膜，儿之痘疮，实热为多，寒能胜热，是以主之。濒湖又谓治痘疹作痒，则实热有余者宜之，如其气虚作痒，勿混用。

【临床应用】

（1）治疗破伤风：取蝉蜕（去头、足）焙干研细。成人每日服 3 次，每次 9~15g，用黄酒 60g 冲服。小儿酌减。

（2）治疗慢性荨麻疹：取蝉蜕洗净，晒干，炒焦，研末，过筛，炼蜜为丸，每丸重 9g；或取蝉蜕 2 份，刺蒺藜 1 份，用蜂蜜适量制成丸剂，每丸重 9g，每日服 2~3 次，每次 1 丸，温开水送下。

（3）治疗化脓性中耳炎：取蝉蜕 1 个焙干研细，加冰片 0.3g，轻粉 2.4g，调匀备用，患耳先用过氧化氢清洗，然后吹入适量蝉蜕粉，每日 1 次，如发现头晕、恶心等症状，应立即停用。

五倍子

【性味】酸，平。

【归经】入肺、胃、大肠经。

【功能】敛肺，涩肠，止血，解毒。

【主治】治肺虚久咳，久痢，久泻，脱肛，目汗，盗汗，遗精，便血，衄血，崩漏，外伤出血，肿毒，疮疖，倒睫。

【用法用量】内服：研末，1.5~6g，或入丸、散。外用：煎汤熏洗、研末撒或调敷。

【使用注意】外感风寒者、肺有实热之咳嗽者及积滞未清之泻痢者忌服。

【临床应用】

（1）防治稻田性皮炎：用五倍子 1 斤研成细末，放入 8 斤白醋溶解，在下稻田前，涂抹在四肢被水浸泡处，使之呈一层黑色的保护层。如已患稻田性皮炎，涂抹后半至 1 天内，患处渗出停止，疼痛减轻。

（2）治疗盗汗：五倍子研成细末，每晚睡前取 3~9g 用冷开水调成糊状，敷于脐窝，用纱布覆盖，胶布固定。重症患者每晚可敷 2 次。一般 1~3 次即可生效。

（3）治疗宫颈糜烂：用五倍子、枯矾各等量研细末，加甘油调成糊状，用带线的小纱布块涂药贴塞于宫颈糜烂处，12 小时后取出。每周复查 1 次。

（4）治疗枕部疖肿：先剃光枕部头发，清洁消毒后拔除疖子脓栓，取五倍子粉适量与醋调成膏状敷于疖肿上，厚约 2mm。每日更换 1~2 次，每次换药前需清洁创面。

（5）治疗倒睫：用五倍子 1 两研细末，加入适量蜂蜜或醋调匀，搅拌成糊状。使用时先洗净眼睑皮肤，然后再将适量的糊剂涂于距睑缘 2mm 处，每日 1

次，一般连涂 3~10 次，可望矫正倒睫。

（6）用于拔牙止血：牙齿拔除后，如继续出血不止，可用五倍子粉末适量撒于创内（避免唾液浸入），3~5 分钟内拔牙创表面即被一层黄白色薄膜覆盖，血块凝固于薄膜之下，无须咬棉纱条压迫。上牙拔除，粉末不易撒入，有时须稍加压迫以促进血块凝固。

乌梢蛇

【性味】甘咸，平。

【归经】入肺、脾经。

【功能】祛风湿，通经络。

【主治】治风湿顽痹，肌肤不仁，骨与关节结核，风疹疥癣，麻风病，破伤风，小儿麻痹症。

【用法用量】内服：煎汤，4.5~12g，酒浸或焙干研末为丸、散。外用：烧灰调敷。

【使用注意】血虚生风者忌用。

凤凰衣

【性味】淡，平，无毒。

【归经】入肺经。

【功能】养阴，清肺。

【主治】治久咳，咽痛失音，瘰疬结核，溃疡不敛。

【用法用量】内服：煎汤，3~9g，或入散剂。外用：敷贴或研末撒。

【临床应用】

（1）治疗角膜溃疡及鼻黏膜溃疡：取新鲜鸡蛋，用 70% 酒精消毒或用冷开水冲洗，打破鸡蛋后，拉出 1 片完整的卵膜，放在生理盐水中。用时剪成椭圆形、大小合适于患眼之卵膜。在患眼滴入 1% 丁卡因表面麻醉后，用盐水冲洗结膜囊，再滴入 1：2000 单位的青霉素液，随即将剪好的卵膜徐徐放入结膜囊中，单眼包扎。放卵膜时嘱患者眼向下看，较易放入。第 2 天取出卵膜，染色检查溃疡，若尚未愈合，可重复操作。

（2）治疗陈旧性肉芽创面：取新鲜完整的鸡卵，拭净表面污垢，放入温度为 40℃ 左右的冷藏器内，4~7 天后取出，外壳表面用刷子蘸肥皂水彻底擦拭 2 次，清水冲洗，酒精消毒。然后将卵壳一端击破一孔，溢净内液，用消毒无钩镊子轻轻剥离卵膜。卵膜剥脱后宜立即贴用，慎防污染。同时创口周围之皮肤应消毒，清除肉芽面附着之脓液。将卵膜平坦地贴敷于肉芽创面后，用消毒纱布垫盖，绷带包扎。一般3天换药1次，最长可3周换药1次，以减少机械性刺激和感染概率。若卵膜下蓄脓，则应及时换药。

（3）治疗骨折迟缓愈合：将鸡蛋内膜洗净，烤干碾粉，制成片剂（按骨钙片）内服。配合维生素D同服，再辅以小夹板固定，加上功能锻炼，效果更好。

蟾酥

【性味】甘辛，温，有毒。

【归经】归心经。

【功能】解毒，消肿，强心，止痛。

【主治】治疗疮，痈疽，发背，瘰疬，慢性骨髓炎，咽喉肿痛，小儿疳积，心力衰竭，牙痛。

【用法用量】内服：0.015~0.03g，多入丸、散用。外用：研末调敷或掺膏药内贴患处。

【使用注意】孕妇忌服。外用时注意不可入目。

【各家论述】《神农本草经疏》：蟾酥，诸家所主，但言其有消积杀虫、温暖通行之功，然其味辛甘，气温散，能发散一切风火抑郁、大热痈肿之候，为拔疗散毒之神药，第性有毒，不宜多用，入发汗散毒药中服者，尤不可多。诸家咸云治小儿疳瘦，恐非正治，不宜漫尝也，即用亦（须）煅过者。若欲内服，勿过三厘。慎毋单使，必与牛黄、明矾、乳香、没药之类同用乃可。如疮已溃，欲其生肌长肉之际得之，作痛异常，不可不知也。

《本草汇言》：蟾酥，通行十二经络、藏府、膜原、溪谷、关节诸处。蟾酥，疗疳积，消鼓胀，解疗毒之药也。能化解一切瘀郁壅滞诸疾，如积毒、积块、积胀、内疗痈肿之证，有攻毒拔毒之功也。

《本草求真》：蟾酥，味辛气温有毒，能拔一切风火热毒之邪，使之外出。盖邪气着人肌肉，郁而不解，则或见为疗肿发背、阴疮、阴蚀、疳疬恶疮，故必用此辛温以治，盖辛主散，温主行，使邪尽从汗出，不留内入，而热自可以除矣。性有毒，止可外治取效；即或用丸剂，亦止二、三、四厘而已，多则能使毒人。其用作丸投服，亦宜杂他药内，勿单服也。

《本草便读》：蟾酥，善开窍辟恶搜邪，惟诸闭证救急方中用之，以开其闭。然服食总宜谨慎，试以少许置肌肤，顿时起疱蚀烂；其性可知。研末时鼻闻之，即嚏不止，故取嚏药中用之。此药止可外用，散痈疽，消疗毒，杀虫疮，却有功效耳。

【临床应用】

（1）治疗心力衰竭：以蟾酥 4~8mg（装胶囊），饭后用冷开水送服，每日服 2~3 次。毒性反应可见上腹部不适、恶心、呕吐等胃黏膜刺激现象，但减小剂量后可控制。临床实验证明，蟾酥之强心作用，与洋地黄相似，其优点是无蓄积作用，作用快，利尿作用较洋地黄显著。

（2）治疗骨关节结核及慢性骨髓炎瘘孔：①口服蟾酥每日 3 次，每次 5mg，饭后服用，连服至瘘孔闭锁后再巩固 1~2 个月。②采用口服（同上法）加瘘孔滴入法。用 0.1% 蟾酥液向瘘孔内每日或隔日滴入 1 次，2 个月为 1 个疗程。少数患者有死骨病灶，需用锐匙取出死骨。

（3）治疗恶性肿瘤：采用 2% 蟾酥注射液肌内注射，每天 1~2 次，每次 2ml，或采用蟾酥注射液做离子透入治疗，疗程 8~26 天，注射总量为 30~100ml，使用 20% 的蟾酥软膏外敷。

（4）用于表面麻醉：用 1% 蟾酥溶液 2~3ml 做黏膜涂布或用 0.5ml 蟾酥溶液局部喷雾，有麻醉效果，且持续时间长，用药后无中枢中毒症状，血压、呼吸、脉搏等均无改变，亦无过敏现象。但对局部有一定的刺激作用，可见分泌物增多等。故内腔镜检查不宜应用蟾酥麻醉。

斑蝥

【性味】辛，寒，有毒。

【归经】入大肠、小肠、肝、肾经。

【功能】攻毒，逐瘀。

【主治】外用治恶疮，顽癣，口眼歪斜，喉蛾；内服治瘰疬，狂犬咬伤。

【用法用量】内服：炒炙研末，0.03~0.06g，或入丸、散。外用：研末敷贴、发疱，或酒、醋浸涂。

【使用注意】有剧毒，内服宜慎；体弱及孕妇忌服。

【各家论述】《本草纲目》：斑蝥，专主走下窍，直至精溺之处，蚀下败物，痛不可当。葛氏云：凡用斑蝥，取其利小便，引药行气，以毒攻毒是矣。杨登甫云：瘰疬之毒，莫不有根，大抵以斑蝥、地胆为主，制度如法，能使其根从小便中出，或如粉片，或如血块，或如烂肉，皆其验也。但毒之行，小便必涩痛不可当，以木通、滑石、灯心辈导之。

《神农本草经疏》：斑蝥，近人肌肉则溃烂，毒可知矣。性能伤肌肉，蚀死肌，故主鼠瘘疽疮疥癣。辛寒能走散下泄，故主破石癃血积及堕胎也。甄权主瘰疬，通利水道，以其能追逐肠胃垢腻，复能破结走下窍也。斑蝥，性有大毒，能溃烂人肌肉，惟瘰疬、癫犬咬或可如法暂施，此物若煅之存性，犹能啮人肠胃，发疱溃烂致死，即前二证亦不若用米同炒，取气而勿用质为稳，余证必不可饵。

【临床应用】

（1）治疗风湿痛、神经痛、肝区痛：用斑蝥贴敷穴位治疗四肢关节、腰背部的风湿痛（包括职业性良性关节炎、肌纤维炎、风湿性关节炎、因神经血管疾病或外伤而引起的关节疼痛等）及神经痛（肋间神经痛、三叉神经痛、手术或外伤瘢痕区的反射性神经痛等）、传染性肝炎恢复期的肝区痛等，均有一定的疗效。大多数患者经 1~3 次治疗后，症状即消失或有不同程度的改善，本品尤其对急性风湿痛疗效显著，对增生性关节炎无明显效果，对有明显不可逆性的关节病变亦不适用。用法：取斑蝥 12.5g、雄黄 2g，或斑蝥 50g、雄黄 5g，共研细末，加蜂蜜适量，制成粒状备用。使用时按针灸取穴原则选定穴位，然后取绿豆大小的圆粒，置于 2mm×2mm 大小的胶布中央，再贴于选定的穴位上。四肢躯干部位的穴位，一般在 24 小时后揭去。斑蝥贴敷穴位后的皮肤上可出现绿豆大小的微黄色透明小水疱，无明显疼痛，有时穴位周围皮肤略痒。水疱通常在 4~7 日内结痂脱落。1 次敷贴 1~3 个穴位为宜，但不应超过 5 个穴位，以便尽可能交错进行第 2、3 次治疗。一般隔 3~6 天治疗 1 次，3~5 次为 1 个疗程。每个疗程后可休息 2~4 天。亦可将斑蝥去头、足后研成细末，取少许细末置于膏药中心，贴于疼痛关节处，24 小时后揭去，局部可见银杏大小的水疱，以消毒针尖刺破，挤出液体，用敷料覆盖。斑蝥敷贴于穴位上，起到一种"微面积的化学性烧伤性刺激"作用，这种刺激首先作用在皮肤的神经感受器上，通过复杂的神经反射机制达到止痛及治病的目的。

（2）治疗颜面神经麻痹：取斑蝥粉 0.2g，置于药油摊得较薄的膏药中心处，然后贴在患侧太阳穴上（嘴歪向左侧贴在右侧，嘴歪向右侧贴在左侧）。一昼夜后局部发疱，刺破后揩干渗液（防止流入眼内及附近皮肤），隔 2~3 日再贴，直至痊愈。局部发疱有感染时，待痊愈后再贴。治疗过程中忌饮酒。据近千例颜面神经麻痹患者的观察，一般在用药后 4~7 日内口眼歪斜即渐减轻，10~14 日可望痊愈。

（3）治疗肝癌：从斑蝥中提取的斑蝥素，对于普通型原发性肝癌前期有一定疗效，表现为治疗后癌块缩小，自觉症状改善，生存时间延长。但对黄疸、腹水型肝癌患者疗效较差。内服斑蝥素片或胶囊（每片或每粒含斑蝥素 1mg），每次 1 片（粒）。开始时每日 1 次，待适应后可增加到 2~3 次，同时多饮绿茶解毒。并配合应用中草药，大部分患者加用小剂量化疗。此外，还可用斑蝥原生药制成药片治疗肺癌、肝癌、乳腺癌、宫颈癌，用斑蝥烧鸡蛋（鸡蛋叩一小孔，放入去头、足、翅的斑蝥 1~3 只，再用纸和泥糊好，置于火上烤熟，只吃鸡蛋，每天 1 只）治疗肝癌、胃癌，均有一定疗效。服用斑蝥制剂后的不良反应，主要表现在消化道和泌尿系统方面，如口腔、咽部黏膜充血、灼痛、溃疡；心窝部不适，甚至恶心呕吐，食欲减退，腹泻；尿频、尿痛，甚至血尿。有时可出现四肢、面部麻木，或心率减低，或暂时性血压升高等神经系统和心血管系统方面的不良反应。一般反应轻者可不停药，多饮绿茶或对症处理即可缓解；泌尿系统症状严重者，应该停药数天。个别患者服药后心电图提示心肌损害，所以在服药期间应注意观察心脏情况。

（4）治疗神经性皮炎：①斑蝥 15g，浸入 100ml 70% 酒精中，1 周后取浸液涂患处。涂药后数小时，局部即可见水疱，用针刺破，敷料包扎，3~4 天后即结痂脱落而愈。如病灶部仍有苔藓样变，可再次涂药，直至病变组织脱尽为止，一般涂药 1~3 次，亦可结合用 0.25% 普鲁卡因于病灶周围封闭。单用斑蝥酊外涂治疗神经性皮炎患者 24 例，除 1 例中断治疗外，均获痊愈。加用普鲁卡因封闭治疗神经性皮炎患者 54 例，除 2 例结果不明外，亦均痊愈。②斑蝥 2g，浸入 65° 烧酒 100ml 中，7 昼夜后取其上清液涂于患处，每日 1~2 次。30 例神经性皮炎患者经 15~50 天治疗后，痊愈 25 例，显著进步或进步者 4 例，无效 1 例。涂药后起疱者 7 例。治愈病例中，18 例随访半年以上，有 8 例复发，但病情较原来为轻，经再涂药，很快又痊愈。研究认为斑蝥酒有良好的止痒作用，可以阻断因瘙痒引起的恶性循环，使已经紊乱的大脑皮质功能得到调整，并消除搔抓对皮肤的刺激，同时，斑蝥酒还可以加速局部血液循环，促进新陈代谢，从而改善局部营养，使苔藓化的病理组织吸收消退。

（5）治疗斑秃：取斑蝥 40 只，羊踯躅 40 朵，骨碎补 40 片（每片约 2 分厚），浸于 500ml 95% 酒精内，5 天后取上清液涂擦患处，每天 1 次。擦药前，先用土大黄、一枝黄花煎水洗患处。

（6）治疗传染性软疣：取斑蝥 12.5g，雄黄 2g，研粉末，加蜂蜜适量，调制成膏。治疗时先将疣之角化层削去，以碘酒消毒，然后取相当疣大小之斑蝥膏，用手指搓成扁圆状置于疣面，用胶布固定。经 10~15 小时，患部即起水疱，疣便浮离皮肤。

水蛭

【性味】咸苦，平，有毒。

【归经】入肝、膀胱经。

【功能】破血，逐瘀，通经。

【主治】治蓄血，癥瘕，积聚，妇女经闭，干血成痨，跌仆损伤，目赤痛，云翳。

【用法用量】内服：入丸、散，1.5~12g。外用：置水蛭于患处吮吸或浸取液滴。

【使用注意】体弱血虚者、无瘀血停聚者及孕妇忌服。

【临床应用】

（1）治疗急性结膜炎：取活水蛭3条，置于6ml生蜂蜜中，6小时后取浸液贮瓶内备用。每日滴眼1次，每次1~2滴。本品对慢性结膜炎及翼状胬肉也有一定疗效。

（2）治疗角膜斑翳：将活水蛭置于清水中2~3天，待去掉水蛭身上的泥土、吐出腹内垢质后取出，以蒸馏水冲洗2~3次，称过重量后放入纯蜂蜜中。蜂蜜与水蛭比例为1∶2.5或1∶3。水蛭与蜂蜜接触后约1小时即死亡，出现浑浊液体，浮起后又下沉，共需6~8小时，过滤后即得棕色透明液，置于0℃环境下3~5天，即可作为外用点眼剂，每日3~4次，每次1~2滴，或制成注射液，在1%普鲁卡因麻醉下进行球结膜下注射，先用小量，再逐渐增加，一般0.3~0.5ml，隔2日注射1次，注射后涂抗生素包扎半日。

第三节　矿物类药

外用药中属于矿物类者，包括自然界天然矿产及其加工炼制而成的丹药，前者如雄黄，后者如轻粉、白降丹等。矿物药中如轻粉、白降丹等均为汞制剂；铅丹、官粉、密陀僧等为铅制剂；砒石、雄黄等为砷制剂；明矾、白石脂等为铝制剂。这些药物多数制成粉剂外用，少数水溶性者亦可制成水溶液作洗涤、湿敷剂应用。

轻粉

【性味】辛，寒，有毒。

【归经】入肝、肾经。

【功能】杀虫，攻毒，利水，通便。

【主治】治疥癣，瘰疬，梅毒，下疳，皮肤溃疡，水肿，鼓胀，大小便闭。

【使用注意】内服宜慎，体弱者及孕妇忌服。

琥珀

【性味】甘，平，无毒。

【归经】入心、肝、小肠经、膀胱、肺、脾经。

【功能】镇惊安神，散瘀止血，利水通淋，去翳明目。

【主治】治惊悸失眠，惊风癫痫，血淋，血尿，血滞经闭，产后瘀滞腹痛，癥瘕积聚，目生障翳，痈肿疮毒。

【用法用量】内服：入丸、散，0.9~1.8g。外用：研末点涂、外撒。

【使用注意】阴虚内热及无瘀滞者忌服。

【各家论述】《本草衍义补遗》：琥珀属阳，今古方用为利小便，以燥脾土有功，脾能运化，肺气下降，故小便可通，若血少不利者，反致其燥结之苦。

《神农本草经疏》：琥珀，专入血分。心主血，肝藏血，入心入肝，故能消瘀血也。此药毕竟是消磨渗利之性，不利虚人。大都从辛温药则行血破血，从淡渗药则利窍行水，从金石镇坠药则镇心安神……凡阴虚内热，火炎水涸，小便因少而不利者勿服琥珀以强利之，利之则愈损其阴。

《本经逢原》：琥珀，消磨渗利之性，非血结膀胱者不可误投。和大黄、鳖甲作散，酒下方寸匕，治妇人腹内恶血，血尽则止。血结肿胀，腹大如鼓，而小便不通者，须兼沉香辈破气药用之。又研细敷金疮，则无瘢痕，亦散血消瘀之验。

白降丹

【功能】治痈疽发背，一切疔毒。

【主治】水调敷疮头上，初起者立刻起疱消散，成脓者即溃，腐者即脱，消肿。

【用法用量】外用：研末撒疮头上，或合他药研末调涂，或做成药拈。

【使用注意】有毒，具有腐蚀性，切忌内服。外用宜微量。

砒石

【性味】辛酸，热，有毒。

【归经】入肠、胃经。

【功能】劫痰截疟，杀虫，蚀恶肉。

【主治】治寒痰哮喘，疟疾，休息痢，痔疮，瘰疬，走马牙疳，癣疮，溃疡腐肉不脱。

【用法用量】内服：入丸、散，0.03~0.075g。外用：研末撒、调敷或入膏药中贴之。

【使用注意】有大毒，用时宜慎。体虚者及孕妇忌服。

石膏

【性味】辛甘，寒。

【归经】入肺、胃经。

【功能】生用解肌清热，除烦止渴。

【主治】治热病壮热不退，心烦神昏，谵语发狂，口渴咽干，肺热喘急，中暑自汗，胃火头痛、牙痛，热毒壅盛，发斑发疹，口舌生疮。煅敷生肌敛疮。外治痈疽疮疡，溃不收口，汤火烫伤。

【用法用量】内服：煎汤，9~30g（大剂可用 180~240g），或入丸、散。外用：煅后研末撒或调敷。

【使用注意】脾胃虚寒者、血虚者、阴虚发热者忌服。

硫黄

【性味】酸，热，有毒。

【归经】入肾、脾经。

【功能】壮阳，杀虫。

【主治】治阳痿，虚寒泻痢，大便冷秘。外用治疥癣，湿疹，癞疮。

【用法用量】内服：研末，1.5~3g，或入丸、散。外用：研末撒，调敷或磨汁涂。

【使用注意】阴虚火旺者、孕妇忌服。

炉甘石

【性味】甘，温。

【归经】入肝、脾、肺经。

【功能】去翳退赤，收温敛疮。

【主治】治目赤翳障，烂弦风眼，溃疡不敛，皮肤湿疮。

【用法用量】外用：水飞点眼，研末撒或调敷。

【使用注意】忌内服。

滑石

【性味】甘淡，寒。

【归经】入胃、膀胱经。

【功能】清热，渗湿，利窍。

【主治】治暑热烦渴，小便不利，水泻，热痢，淋病，黄疸，水肿，衄血，脚气，皮肤湿烂。

【用法用量】内服：煎汤（布包），9~12g，或入丸、散。外用：研末撒或调敷。

【使用注意】脾虚气弱者、精滑者、热病津伤者忌服。孕妇慎服。

赤石脂

【性味】甘涩，温。

【归经】入脾、胃、大肠经。

【功能】涩肠，止血，收湿，生肌。

【主治】治久泻，久痢，便血，脱肛，遗精，崩漏，带下，溃疡不敛。

【用法用量】内服：煎汤，9~12g，或入丸、散。外用：研末撒或调敷。

【使用注意】湿热积滞者忌服。孕妇慎服。

密陀僧

【性味】咸辛，平，有毒。

【归经】入肝、脾经。

【功能】消肿杀虫，收敛防腐，坠痰镇惊。

【主治】治痔疮，肿毒，溃疡，湿疹，狐臭，创伤，久痢，惊痫。

【用法用量】外用：研末撒或调敷。内服：研末，0.3~0.9g，或入丸、散。

【使用注意】体虚者忌服。

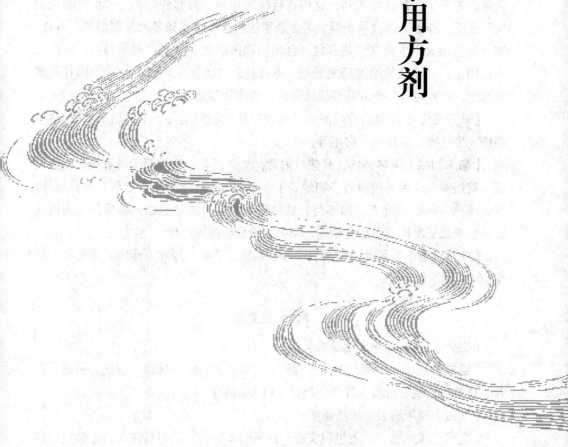

第四章

流派常用方剂

消风散

【出处】《外科正宗》。

【组成】当归、生地黄、防风、蝉蜕、知母、苦参、胡麻仁、荆芥、苍术、牛蒡子、石膏、甘草、木通。

【功效】疏风养血，清热除湿。

【主治】风疹、湿疹。症见皮肤疹出色红，或遍身云片斑点，瘙痒，抓破后渗出津水，苔白或黄，脉浮数。

【方解】本方功在疏风养血，清热除湿。主要用于治疗皮肤疹出色红，或遍身云片斑点，瘙痒，抓破后渗出津水的皮肤疾患。从药味组成来看，是以荆芥、防风、牛蒡子、蝉蜕为主药，这四味药疏风止痒，透邪外达，乃"止痒必先疏风"之意。苍术辛苦散风燥湿，苦参苦寒清热燥湿，木通苦寒渗利湿热。石膏、知母清热泻火。生地黄清热养血，合当归养血活血。胡麻仁润燥养阴，既扶已伤之阴血，又制祛风除湿药之燥利，亦可达到"治风先治血"之意。用甘草解毒和中，调和诸药。全方共奏疏风养血，清热除湿之效。

【适应证】本方为治疗风湿热邪所致皮肤病的常用方。主要用于治疗湿疮、瘾疹、牛皮癣、风热疮、白疕等。

【临床加减】风热偏盛，身热口渴者，加金银花、连翘等疏风清热；湿热偏盛，脘痞身重，舌苔黄腻者，加地肤子、车前子、栀子等清热祛湿；血分热甚，五心烦热，舌红或绛者，加赤芍、牡丹皮、紫草等清热凉血；瘙痒甚，病情迁延难愈或反复发作者，加乌梢蛇、全蝎、僵蚕等搜风止痒。

【使用注意】服用此方时忌食辛辣、鱼腥、鸡鹅、厚味、烟酒、浓茶等，以免影响疗效。

防风通圣散

【出处】《黄帝素问宣明论方》。

【组成】防风、川芎、当归、芍药、大黄、薄荷叶、麻黄、连翘、芒硝、石膏、黄芩、桔梗、滑石、甘草、荆芥、白术、栀子。

【功效】疏风解表，泻热通便。

【主治】风热壅盛，表里俱实证。症见憎寒壮热，头目昏眩，目赤睛痛，口苦而干，咽喉不利，胸膈痞闷，咳呕喘满，涕唾黏稠，大便秘结，小便赤涩，舌苔黄腻，脉数有力。

【方解】本方功在疏风解表，泻热通便，表里双解。主要用于治疗内外和邪的皮肤疾患。防风通圣散以发表、清热、通腑与调和气血药而成，方中麻黄、防风、荆芥、薄荷解表散邪，黄芩、石膏、连翘、桔梗轻解里热，栀子、滑石清热利水，大黄、芒硝泻热通便，当归、芍药、川芎养血活血，白术、甘草益气和中，集汗、下、清、利、补法于一方，王泰林谓之"此为表里、气血、三焦通治之剂""汗不伤表，下不伤里，明曰通圣，极言其用之效耳"。

【适应证】本方为治疗风热炽盛，表里俱实所致皮肤病的常用方。主要用于治疗瘾疹、白疕、粉刺、水痘、疮疡肿毒、肠风痔漏等。

【临床加减】表里不甚，无憎寒者，去麻黄；内热不盛者，去石膏；无便秘者，去大黄、芒硝；体质壮实者，去当归、芍药、白术；疮疡肿毒者，加金银花、皂角刺；恶心呕吐者，加半夏、竹茹；有肠寄生虫者，加乌梅、使君子、槟榔。

【使用注意】服药期间，忌烟酒，忌食牛肉、羊肉，鱼虾海鲜类食物。不宜在服药期间服用滋补性中药。

枇杷清肺饮

【出处】《外科大成》。

【组成】枇杷叶、桑白皮、黄连、黄柏、人参、甘草。

【功效】清解肺胃热毒。

【主治】肺胃蕴热证。症见颜面多发红色丘疹、粉刺，或有小脓疱，轻度瘙痒，伴气喘气粗、痰稠色黄，口干唇燥，口渴喜冷饮，消谷善饥，齿龈出血，或伴有大便干燥，小便赤黄不畅，舌红，舌苔黄燥，脉数。

【方解】本方功在清解肺胃热毒。主要用于治疗肺胃湿热导致的皮肤疾患。枇杷叶味苦、性寒，味苦能降，性寒能清，具有宣散肺气的功效。桑白皮味甘，性寒，寒则清降，能泄肺内中火热。肺司皮毛、腠理开阖，肺经郁热则生疮，故郁热清，则疮消。此二药均入肺经，共奏清热宣肺，泻热解毒之效。黄连、黄柏均具有清热燥湿、泻火解毒的功效，协助枇杷叶、桑白皮清泻火热，能显著改善患者病灶部位丘疹、脓包、焮痛等临床症状。人参甘温补气、托疮解毒，在辅佐方中诸药的同时，还可以佐制方中寒凉药性，防治太过伤正。甘草为使药，能清热解毒，调和诸药。以上诸药，共奏宣肺热、解瘀毒之功。

【适应证】本方适用于治疗丘疹、痤疮、酒渣鼻等。

【临床加减】有脓疱者合五味消毒饮；口渴喜饮者，加石膏、天花粉；口臭者，加石膏、栀子；大便秘结者，加虎杖。

【使用注意】服药期间忌食辛辣刺激性食物，如辣椒、酒类；少食油腻、甜食；多食新鲜蔬菜、水果，保持大便通畅。

逍遥散

【出处】《太和惠民和剂局方》。

【组成】柴胡、茯苓、白术、当归、芍药、甘草、生姜、薄荷。

【功效】疏肝解郁，健脾养血。

【主治】肝郁血虚脾弱证。症见两胁胀痛，头痛，头晕目眩，口燥咽干，神疲食少，或月经不调，多数患者可见面生褐色斑，苔薄，脉弦或虚。

【方解】本方功在疏肝解郁，健脾养血。主要用于治疗肝郁血虚脾弱导致的皮肤疾患。柴胡疏肝解郁，使肝气调达；白芍滋阴柔肝，当归养血活血，二味相合，养肝体以助肝用，兼制柴胡疏泄太过；白术、茯苓、甘草健脾益气，使营血生化有源；生姜温胃和中，薄荷少许，助柴胡疏肝而散热；甘草调和药性。诸药相合，可使肝气得舒，脾运得健，阴血得复。

【适应证】本方为治疗肝郁血虚脾弱所致皮肤病的常用方。主要用于治疗黄褐斑、白癜风、神经性皮炎等。

【临床加减】肝郁气滞较重者，加香附、郁金、川芎；肝郁化火者，加牡丹皮、栀子；肝血瘀滞者，加丹参、桃仁；脾虚甚者，加党参、山药；脾胃气滞者，加陈皮、枳壳；血虚甚者，加何首乌、生地黄；阴虚者，加麦冬、沙参。

【使用注意】阴虚阳亢者慎用。服药期间忌食油腻辛辣等刺激性食物。保持心情舒畅。

柴胡疏肝散

【出处】《医学统旨》。

【组成】柴胡、芍药、川芎、枳壳、陈皮、甘草、香附。

【功效】疏肝解郁，行气止痛。

【主治】肝郁气滞证。症见胁肋疼痛，胸闷善太息，情志抑郁或易怒，或嗳气，脘腹胀满，面生褐色斑，脉弦。

【方解】本方由四逆散加川芎、香附、陈皮而成。方剂中柴胡解郁疏肝；香附疏肝理气；川芎理气活血；陈皮、枳壳行气导滞；芍药养血柔肝止痛；甘草和中缓急，调和诸药。

【适应证】本方为治疗肝气郁滞所致皮肤病的常用方。主要用于治疗黄褐斑、白癜风、寻常痤疮、女阴白斑等。

【临床加减】心烦易怒者，加牡丹皮、栀子；月经不调者，加益母草；发于头面者，加蔓荆子、菊花；发于下肢者，加木瓜、牛膝。

【使用注意】服药期间嘱患者调畅情志。忌食牛肉、羊肉等辛热、辛辣、腥发之品。忌饮醇酒。

桃红四物汤

【出处】《医垒元戎》。

【组成】熟地黄、川当归、熟地黄、川芎、桃仁、红花。

【功效】化瘀止痛，养血活血。

【主治】营血虚滞合瘀滞证。症见妇女经期超前，血多有块，色紫稠黏，腹痛等。

【方解】此方的特点是既能活血，又能养血，攻补兼施。当归药性温，药味辛，能补血活血，川芎理血中之气，行血活血，两者为血中之气药；熟地黄性温，药味甘，具有滋阴、补血之功效，《药品化义》中记载，采用酒蒸法对地黄进行炮制后，药味可由苦变甘，药性可由凉转温，功能滋肾水、封填骨髓、利血脉；白芍养血柔肝，缓急止痛，为血中之血药；加入桃仁、红花并入血分，增加了活血化瘀的功效。瘀血行则经水得以流通，而诸症自愈。

【适应证】本方为治疗营血虚滞、瘀滞所致皮肤病的常用方。主要用于治疗黄褐斑、荨麻疹、寻常痤疮、过敏性紫癜、银屑病、瘙痒症、白癜风、结节性红斑、带状疱疹后神经痛等。

【临床加减】胸胁胀痛者，加柴胡、郁金；痛经者，加香附、乌药、益母草；带状疱疹后神经痛者，症见疼痛剧烈、气短乏力，加补阳还五汤益气养血，通络止痛；心烦失眠者，加珍珠母、生牡蛎、酸枣仁；疼痛剧烈者，加制乳香、制没药、徐长卿、蜈蚣、地龙等。

【使用注意】服用本方期间，饮食宜清淡，忌食辛辣、海鲜等发物及肥甘厚味。保持心情舒畅。

龙胆泻肝汤

【出处】《医方集解》。

【组成】龙胆草、栀子、黄芩、木通、泽泻、车前子、柴胡、甘草、当归、生地黄。

【功效】泻肝胆实火，清下焦湿热。

【主治】

（1）肝胆实火上炎证：症见头痛目赤，胁痛，口苦，耳聋，耳肿，舌红苔黄，脉弦数。

（2）肝经湿热下注证：症见阴肿，阴痒，筋痿，阴汗，小便淋浊，或妇女带下黄臭，舌红苔黄腻，脉弦或濡数。

【方解】方中龙胆草大苦大寒，上泻肝胆实火，下清下焦湿热，功能除湿泻火；黄芩、栀子苦寒，可清热解毒，泻火燥湿；泽泻、车前子、木通清热利湿，使湿热随尿而出；肝为藏血之脏，肝经有热，本易耗伤阴血，方中苦燥渗利之品又会损伤阴液，故用生地黄、当归滋阴养血以顾肝体，使邪去而不伤正；肝性喜条达而恶抑郁，火邪或湿热内郁，则肝气不舒，用大剂苦寒降泄，又恐肝胆之气被抑，故用柴胡舒畅气机，还能引诸药入肝胆；甘草调和诸药，并防止苦寒之品败胃。诸药配伍，共奏泻肝胆实火，清下焦湿热之功。

【适应证】本方为治疗肝胆实热或湿热下注所致皮肤病的常用方。主要用于治疗痤疮、银屑病、神经性皮炎、瘙痒症、带状疱疹、湿疹、真菌性皮肤病、水痘、手足口病、玫瑰糠疹、多形性红斑等。

【临床加减】肝胆实火较盛者，可去木通、车前子，加黄连以增强泻火之力；风火上炎，头晕目赤者，可加菊花、桑叶、夏枯草以清肝疏风；湿盛热清者，可去黄芩、生地黄，加滑石、薏苡仁以增强利湿之功；玉茎生疮，或阴囊红肿热痛者，可去柴胡，加大黄、金银花。

【使用注意】本方不宜多服、久服，脾胃虚弱者慎用。服药期间应饮食清淡，忌食肥甘厚腻之品，如牛肉、羊肉等，忌食海鲜类。调畅情志，保持心情舒畅。

五味消毒饮

【出处】《医宗金鉴》。

【组成】金银花、野菊花、蒲公英、紫花地丁、紫背天葵。

【功效】清热解毒，消散疗疮。

【主治】脏腑蕴热，火热结聚证。火毒结聚之疗疮，症见疮形如粟，坚硬根深，其状如钉，或有恶寒发热，以及痈疡疗肿，红肿热痛，舌红，苔黄，脉数。

【方解】方中金银花、野菊花清热解毒散结，金银花入肺胃经，可解中、上焦之热结，野菊花入肝经，专清肝胆之火，此二药相配，善清气分热结；蒲公英、紫花地丁均有清热解毒之功，为治疗痈疮疗毒之要药，蒲公英能利水通淋，泻下焦之湿热，与紫花地丁相配，善清血分之热；紫背天葵能入三焦，善除三焦之火。五药合用，气血同清，三焦同治，兼能开三焦热结，利湿消肿。

【适应证】本方为治疗脏腑蕴热，火热结聚所致皮肤病的常用方。主要用于治疗痤疮、带状疱疹、尖锐湿疣、生殖器疱疹、玫瑰糠疹、银屑病、急性荨麻疹等。

【临床加减】皮肤鲜红广泛者，加马齿苋、败酱草、白花蛇舌草；瘙痒甚者加地肤子、白鲜皮等。

【使用注意】服药期间，清淡饮食，忌烟酒及辛辣发物。注意休息，生活起居规律，保持精神愉快。

仙方活命饮

【出处】《女科万金方》。

【组成】白芷、贝母、防风、赤芍、当归尾、甘草、皂角刺、穿山甲、天花粉、乳香、没药、金银花、陈皮。

【功效】清热解毒，消肿溃坚，活血止痛。

【主治】痈疡肿毒初期。症见红肿热痛，或身热凛寒，舌苔薄白或黄，脉数有力。

【方解】方中金银花甘寒清轻，功能清热解毒，且具芳香透散之性，可助消痈散结，为治疗阳证痈疮肿毒之要药；当归尾、赤芍活血通滞和营；乳香、没药散瘀消肿止痛；陈皮理气行滞，有利于消肿止痛。此五药合用，使经络气血通畅，邪气无滞留之所。疮疡初起，其邪多羁留于肌肤腠理之间，病变部位偏于表，故用白芷、防风相配，辛温发散，疏散外邪，正合《黄帝内经》所谓"汗之则疮已"；气机阻滞每可聚液成痰，故配用贝母、天花粉清热化痰散结；加穿山甲、皂角刺走窜行散，透脓溃坚；甘草清热解毒，并调和诸药；煎药加酒者，借其通瘀之力而行周身，助药力直达病所。诸药合用共奏清热解毒，消肿溃坚，活血止痛之功。

【适应证】本方为治疗疮疡肿毒初期所致皮肤病的常用方。主要用于治疗痤疮、带状疱疹、蜂窝织炎、疖肿等。

【临床加减】疮痈瘀滞不甚而疼痛较轻者，去乳香、没药；热毒甚而见局部红肿热痛明显者，加蒲公英、紫花地丁、野菊花、连翘。根据痈疮部位，分别加入引经药：如痈疮在头部加川芎，在颈项加桔梗，在胸部加瓜蒌皮，在胁部加柴胡，在腰脊加秦艽，在上肢加姜黄，在下肢加牛膝。

【使用注意】痈疽溃破者，不宜使用，阴疽者忌用，体虚者慎用。服药期间清淡饮食，忌食肥甘厚腻、海鲜制品。

升麻消毒饮

【出处】《医宗金鉴》。

【组成】当归尾、赤芍、金银花、连翘、牛蒡子、栀子、羌活、白芷、红花、防风、甘草、升麻、桔梗。

【功效】祛风胜湿，清热解毒。

【主治】黄水疮，形如粟米而痒兼痛，破流黄水，浸淫成片。

【方解】方中升麻甘辛凉，主入阳明，功能解肌透疹，清热解毒；金银花甘寒清轻，功能清热解毒，且具有芳香透散之性，可助痈结散消，合连翘共奏辛凉透邪之功；当归尾、赤芍活血通滞和营；白芷、防风相配，辛温发散，疏散外邪；牛蒡子辛凉，能疏散风热而利咽喉；羌活、白芷助金银花散邪透热；甘草解毒益气，调和诸药。

【适应证】本方是治疗风湿热毒所致皮肤病的常用方。主要用于治疗痤疮、疖肿、多形性红斑、脓疱疮、湿疹等。

【临床加减】渗液多者，加马齿苋、滑石、茵陈；红肿明显者，加牡丹皮、赤芍；瘙痒重者，加白鲜皮、地肤子、苦参；出现脓疱者，加金银花、连翘、黄连。

【使用注意】服药期间忌食辛辣、海鲜、牛羊肉等发物。避免各种外界刺激。保持心情舒畅。

清瘟败毒饮

【出处】《疫疹一得》。

【组成】生地黄、黄连、黄芩、牡丹皮、石膏、栀子、甘草、竹叶、玄参、犀角、连翘、芍药、知母、桔梗。

【功效】清营凉血，清热解毒。

【主治】本方用于治疗瘟疫热毒，气血两燔证。症见大热渴饮，头痛如劈，干呕狂躁，谵语神昏，或发斑疹，或吐血、衄血，四肢或抽搐，舌绛唇焦，脉沉数，或沉细而数，或浮大而数。

【方解】清瘟败毒饮是由白虎汤、犀角地黄汤、黄连解毒汤三方加减而成，其清热泻火、凉血解毒的作用较强。方中重用石膏配知母、甘草，取法白虎汤，有清热保津之功，加连翘、竹叶，清透气分表里之热毒。黄芩、黄连、栀子，取法黄连解毒汤，能通泄三焦火毒。犀角、生地黄、赤芍、牡丹皮共用，取法犀角地黄汤，能清热解毒，凉血化瘀，清血分之热。以上三方合用，则气血两清的作用尤强。此外，玄参还可清热凉血，桔梗载药上行，竹叶、栀子同用清心利尿，导热下行。诸药合用，既能清气分之火，又可凉血分之热，是治疗气血两燔的主要方剂。

【适应证】本方用于治疗药物性皮炎、过敏性皮炎、麻疹、玫瑰糠疹、系统性红斑狼疮、寻常型天疱疮、急性红皮病型银屑病等。

【临床加减】头痛殊甚，两目昏花者，加菊花、夏枯草；热盛动风，四肢抽搐者，加羚羊角、钩藤。

【使用注意】根据疫毒轻重，斟酌药物用量。服药期间忌食辛辣刺激性食物，如辣椒、酒类；少食油腻、甜食；多食新鲜蔬菜、水果。保持大便通畅。

黄连解毒汤

【出处】《外台秘要》。

【组成】黄芩、黄连、黄柏、栀子。

【功效】泻火解毒。

【主治】实热火毒，三焦热盛证。症见大热烦躁，口燥咽干，错语，不眠，或热病吐血、衄血，或热甚发斑，身热下痢，湿热黄疸，痈疽疔毒，小便赤黄，舌红苔黄，脉数有力。

【方解】方中以大苦大寒之黄连清泻心火为君药，兼泻中焦之火；臣以黄芩清上焦之火；佐以黄柏泻下焦之火；栀子清泻三焦之火，导热下行，引邪热从小便而出。四药合用，苦寒直折，三焦之火邪去而热毒解，诸症可愈。

【适应证】本方为治疗实热火毒，三焦热盛所致皮肤病的常用方。可用于治疗带状疱疹、银屑病、痤疮、接触性皮炎、湿疹、脂溢性皮炎、激素依赖性皮炎、过敏性紫癜等。

【临床加减】便秘者，加大黄泻下焦实热；吐血、衄血、发斑者，加玄参、生地黄、牡丹皮清热凉血；黄疸者，加大黄、茵陈清热祛湿退黄；疮疡肿毒者，加蒲公英、连翘清热解毒。

【使用注意】本方为大苦大寒之剂，不宜久服、过量服用，非火盛者不宜使用。少食油腻、甜食；多食新鲜蔬菜、水果。保持心情愉悦。

除湿胃苓汤

【出处】《外科正宗》。

【组成】防风、苍术、白术、赤茯苓、陈皮、厚朴、猪苓、山栀子、木通、泽泻、滑石、甘草、肉桂。

【功效】清热除湿，健脾利水。

【主治】脾肺二经湿热壅遏证。症见缠腰火丹（俗名蛇串疮），色黄白，水疱大小不等，糜烂流水，疼痛。

【方解】本方即《丹溪心法》之胃苓汤加栀子、木通、滑石、防风而成。方中以平胃散（苍术、厚朴、陈皮、甘草）燥湿运脾、行气和胃；以五苓散（白术、泽泻、茯苓、猪苓、肉桂）健脾助阳、化气利水渗湿；加栀子、木通、滑石清热利湿；少佐防风疏肝健脾，祛风胜湿。诸药配伍，共奏清热除湿，健脾利水之功。

【适应证】本方是治疗脾肺湿热所致皮肤病的常用方，可用于治疗腰缠火丹、浸淫疮、天疱疮、四弯风等。

【临床加减】疼痛明显，日久不退者，加郁金、延胡索、乳香、没药、丹参；热象较著者，加板蓝根、金银花、土茯苓；湿较重者，加车前子、茵陈、薏苡仁等。

【使用注意】若以火盛为主者则不宜用。

凉血四物汤

【出处】《医宗金鉴》。

【组成】当归、生地黄、川芎、赤芍、黄芩、赤茯苓、陈皮、红花、生甘草。

【功效】凉血清热，活血祛瘀。

【主治】酒渣鼻。症见鼻准头及鼻两边先红后紫，久变为黑。

【方解】方中以四物汤补血活血，黄芩清热凉血，红花、五灵脂活血化瘀，陈皮行气。全方共奏清肺理气，活血祛瘀之功效。

【适应证】本方可用于治疗酒渣鼻、过敏性紫癜、结节性红斑、激素依赖性皮炎等。

【临床加减】气虚者，加黄芪；血热者，加紫草、牡丹皮；瘀血明显者，加桃仁、丹参、泽兰；夹湿者，加土茯苓、地肤子、薏苡仁、苦参等；胃热甚者，加生石膏、知母；肺热甚者，加桑白皮；鼻部色鲜红者，加牡丹皮，重用赤芍；鼻部有脓疱者，加野菊花、蒲公英、白花蛇舌草。

【使用注意】寒湿内盛之皮肤病患者慎用。

皮炎汤

【出处】《朱仁康临床经验集》。

【组成】生地黄、牡丹皮、赤芍、知母、生石膏、金银花、连翘、竹叶、生甘草。

【功效】清营凉血，泄热化毒。

【方解】本方中生地黄、牡丹皮、赤芍清营卫、散瘀化斑；知母、生石膏清肺胃与肌肤之热，泻火除烦而不伤胃气；金银花、连翘辛散表邪，清热解毒而不伤阴；竹叶清透散热，除烦利尿；生甘草解毒和中。综观全方，取白虎汤化斑之意，类清瘟败毒饮之功，具有清营凉血、泄热化毒、化斑保津之功。

【适应证】本方用于治疗药物性皮炎、接触性皮炎（包括漆性皮炎、油彩皮炎）、日光性皮炎、过敏性紫癜、痤疮、玫瑰糠疹、银屑病进行期、色素性紫癜性苔藓样皮炎等。

【临床加减】热重，舌苔黄厚者，加黄芩、马尾连，加强清热除湿解毒之功；湿重、皮损渗出者，加茯苓、泽泻；阴部有皮损者，加木通；浮肿者，加冬瓜皮、茯苓皮。

【使用注意】服药期间忌食油腻辛辣等刺激性食物。保持心情舒畅。

七宝美髯丹

【出处】《医方集解》。

【组成】赤何首乌、白何首乌、赤茯苓、白茯苓、牛膝、当归、枸杞子、菟丝子、补骨脂。

【功效】补益肝肾，乌发壮骨。

【主治】肝肾不足证。症见须发早白，脱发，齿牙动摇，腰膝酸软，梦遗滑精，肾虚不育等。

【方解】方中何首乌味涩能固精，味苦能坚筋骨，有补肝肾、益精血、乌须发、壮筋骨之功；配伍枸杞子、当归滋肾益精，补肝养血，与何首乌合用增强补肝肾、益精血、乌须发之功；菟丝子、补骨脂温肾强腰，壮阳固精；怀牛膝补肝肾、强筋骨，与滋补肾阴之品配伍能阴中求阳、阳中求阴，阴阳并补；茯苓健脾助运，以后天补养先天，并具有渗湿泄浊之功，寓泻于补，制约补药之腻，使全方补而不滞。本方合用滋阴补血之品与温阳固精之品，阴阳并补，但以滋阴益精为主，且又配伍健脾助运渗湿之品，补而不壅滞，久服无偏胜之弊。诸药相合，精髓生而阴血充，元阳复而命火旺，肾精得以固秘，齿发有所滋养，则诸虚之疾自可痊愈。

【适应证】本方可治疗肝肾不足所致的皮肤病，适用于斑秃、脂溢性脱发、白发、黄褐斑、白癜风等。

【临床加减】畏寒肢冷较重者，加肉桂；痰饮咳喘者，加干姜、细辛、半夏；夜尿多者，加巴戟天、益智仁、金樱子、芡实；潮热盗汗者，加麦冬、五味子。

【使用注意】本方味厚滋腻，脾胃虚弱且食少便溏者不宜使用本方，或合用四君子汤健脾助运。

知柏地黄丸

【出处】《医方考》。

【组成】熟地黄、山茱萸、山药、泽泻、牡丹皮、茯苓、知母、黄柏。

【功效】滋阴降火。

【主治】肝肾阴虚，虚火上炎证。症见头目昏眩，耳鸣耳聋，虚火牙痛，五心烦热，腰膝酸痛，血淋尿痛，遗精梦泄，骨蒸潮热，盗汗颧红，咽干口燥，舌质红，脉细数。

【方解】方中熟地黄、山茱萸，味厚者也，味厚为阴中之阴，故足以补肾中之阴血；山药双补肝肾，健脾补虚，涩精固肾；泽泻、牡丹皮，咸寒者也，咸能润下，寒能胜热，故足以去肾间之湿热；茯苓，甘淡者也，甘能制湿，淡能渗湿，故足以去肾中之阴湿，亦可助泽泻泄肾浊，又可助山药健运，以充养后天之本；黄柏、知母，苦润者也，润能滋阴，苦能泻火，故足以服龙雷之相火。夫去其灼阴之火，滋其济火之水。

【适应证】本方为治疗肝肾阴虚，虚火上炎所致皮肤病的常用方。可用于治疗痤疮、黄褐斑、斑秃、银屑病等。

【临床加减】若肝肾亏虚，视物昏花，目干流泪者，加枸杞子、菊花；若肝肾两虚，咳喘呃逆，滑精腰痛者，加五味子；若肺肾阴虚，虚烦劳热，潮热盗汗者，加麦冬、五味子。

【使用注意】脾虚食少便溏者不宜使用。

当归饮子

【出处】《重订严氏济生方》。

【组成】当归、生地黄、白芍、川芎、何首乌、荆芥穗、防风、白蒺藜、黄芪、甘草。

【功效】养血润燥，祛风止痒。

【主治】心血凝滞，内蕴风热证。症见皮肤疥疮，或肿或痒，或脓水浸淫，或发赤疹瘰瘤，舌淡，苔白，脉濡细或细涩。

【方解】方中当归、川芎、白芍、生地黄为四物汤之意，能滋阴养血以治营血不足，同时取"治风先治血，血行风自灭"之义；何首乌滋补肝肾，益精血；防风、荆芥穗疏风止痒；白蒺藜平肝疏风止痒；黄芪益气实卫固表；甘草益气和中，调和诸药。诸药合用，共奏养血润燥，祛风止痒之功。全方配伍严谨，益气固表而不留邪，疏散风邪而不伤正，有补有散，标本兼顾。

【适应证】本方可治疗阴血亏虚兼有风邪所致的皮肤病，用于治疗瘙痒症、慢性湿疹、慢性荨麻疹、玫瑰糠疹、银屑病、疥疮、过敏性鼻炎、老年性紫癜等。

【临床加减】瘙痒剧烈，发无定处者，加白鲜皮、蝉蜕；顽固难愈，皮肤患处有苔藓样变者，加白僵蚕、全蝎、莪术；夜寐不安者，加酸枣仁、珍珠母、合欢皮。

【使用注意】服药期间忌食油腻辛辣等刺激性食物。保持心情舒畅。

二陈汤

【出处】《太平惠民和剂局方》。

【组成】半夏、橘红、茯苓、甘草。

【功效】燥湿化痰，理气和中。

【主治】湿痰证。症见咳嗽痰多易咯，胸膈满闷，恶心呕吐，肢体困倦，头眩心悸，舌苔白腻，脉沉滑。

【方解】方中半夏辛温性燥，燥湿化痰，降逆止呕，为君药。橘红理气化痰，芳香醒脾，使气顺痰消，为臣药。君臣相配，等量合用，相辅相成，不仅增强了燥湿化痰之力，还体现了"治痰先理气，气顺则痰消"之意。茯苓甘淡，健脾渗湿，使湿去痰消，治生痰之源，为佐药。甘草化痰和中，调和诸药，为使药。煎药时加生姜降逆止呕，又制半夏之毒。乌梅收敛肺气，使散中有收。诸药合用，标本兼顾，功能燥湿化痰，理气和中。

【适应证】可用于治疗痒疹、痤疮、传染性软疣、疮疡等。

【临床加减】《医方集解》曾说："治痰通用二陈。"风痰加南星、白附子、皂角刺、竹沥；寒痰加半夏、姜汁；火痰加石膏、青黛；湿痰加瓜蒌、杏仁；食痰加山楂、麦芽、神曲；老痰加枳实、海浮石；气痰加香附、枳壳；胁痰在皮里膜外加白芥子；四肢痰加竹沥。

【使用注意】燥痰者慎用，阴虚血热者慎用。

参苓白术散

【出处】《太平惠民和剂局方》。

【组成】白扁豆、白术、茯苓、炒甘草、桔梗、莲子、人参、砂仁、山药、薏苡仁。

【功效】益气健脾，祛湿理气

【主治】脾虚湿盛证。症见饮食不化，胸脘痞闷，肠鸣泄泻，四肢乏力，形体消瘦，面色萎黄，舌淡苔白腻，脉虚缓。

【方解】方中人参、白术、茯苓益气健脾渗湿为君药；配伍山药、莲子肉健脾益气涩肠，并用白扁豆、薏苡仁健脾渗湿，均为臣药；配伍砂仁醒脾和胃，行气化滞，加桔梗宣肺利气，通调水道，又能载药上行，培土生金，为佐药；炒甘草健脾和中，调和诸药，为使药。补脾与祛湿合用，虚实并治，脾肺兼调，寓"培土生金"之义。本方是在四君子汤基础上加山药、莲子、白扁豆、薏苡仁、砂仁、桔梗而成。此两方均有益气健脾之功，四君子汤以补气为主，为治脾胃气虚的基础方；参苓白术散兼有渗湿行气、保肺之效，是治疗脾虚湿盛的要方。

【适应证】本方为治疗脾虚湿盛所致皮肤病的常用方，可用于治疗慢性湿疹、慢性荨麻疹、脂溢性皮炎、痤疮、脓疱疮反复发作。

【临床加减】若兼里寒而腹痛者，加干姜、肉桂等。

【使用注意】阴虚火旺者、实热者不宜使用。

补中益气汤

【出处】《脾胃论》。

【组成】黄芪、白术、人参、炙甘草、陈皮、当归身、升麻、柴胡。

【功效】补中益气，升阳举陷。

【主治】

（1）脾胃气虚证：症见少气懒言，体倦肢软，面色㿠白，饮食减少，大便稀溏，舌淡，脉大而虚软。

（2）气虚发热证：症见身热，自汗，渴喜热饮，气短乏力，舌淡，脉虚。

（3）气虚下陷证：症见脱肛，子宫脱垂，久泻，久痢，崩漏，气短乏力。

【方解】方中重用黄芪补中益气，固表止汗，升阳举陷，为君药。人参、白术、炙甘草甘温益气健脾，共为臣药。血为气之母，故用当归养血和营，陈皮理气行滞，使补而不滞，行而不伤，共为佐药。少入柴胡、升麻升阳举陷，既能佐助君药升提下陷之中气，又能透表退虚热，且引黄芪、人参走外以固表，二药兼具佐使之功。炙甘草调和诸药，亦作使药。全方补气与升提并用，使气虚得补，气陷得升，为治脾虚气陷之要方，为"甘温除热"的代表方。

【适应证】本方为治疗脾胃气虚、清阳下陷所致皮肤病的常用方，可用于治疗脂溢性皮炎、特异性皮炎、斑秃、酒渣鼻、湿疹、痤疮等。

【临床加减】若兼腹中痛者，加白芍柔肝止痛；头痛者，加蔓荆子、川芎、藁本、细辛疏风止痛；咳嗽者，加五味子、麦冬敛肺止咳；兼气滞者，加木香、枳壳理气解郁。

【使用注意】本方甘温升散，故阴虚火旺及内热炽盛者忌用。

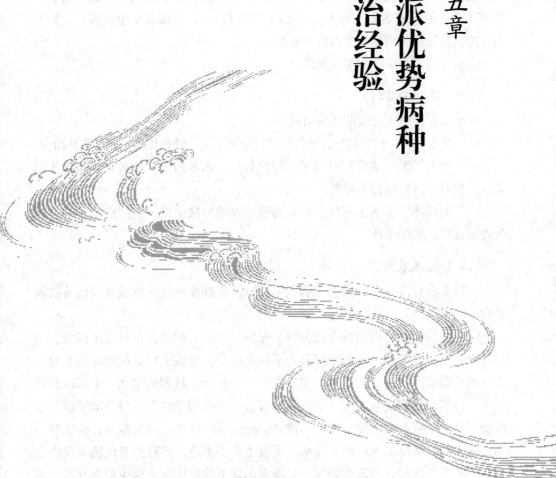

第五章
流派优势病种
诊治经验

第一节　蛇串疮

蛇串疮是一种皮肤上出现成簇水疱，沿身体一侧呈带状分布的急性疱疹性皮肤病。因皮损分布状如蛇行，故名蛇串疮。由于大多数患者皮损缠腰而发，故又名缠腰火丹。另有医家根据本病的特征称为火带疮、蜘蛛疮、蛇丹等。本病以簇集性水疱，沿一侧周围神经呈带状分布，伴神经痛为临床特征。可发于任何年龄，但以中老年人为多。一年四季皆可发病，但以春秋季较多见。常突然发生，自觉症状明显，愈后极少复发。

本病相当于西医学的带状疱疹。

（一）病因病机

本病总因湿热火毒蕴蒸肌肤而成。

（1）情志内伤：忧思恼怒，肝气郁结，郁久化火，肝火外炎，熏蒸肌肤而发。

（2）饮食不节：嗜食肥甘厚味，脾失健运，水湿内停，停久化热，湿热内蕴，外犯肌肤，复感邪毒而发。

（3）老年体弱，血虚肝旺：湿热毒盛，致使气滞血瘀，经络瘀阻不通，以致疼痛剧烈，病程迁延。

（二）临床表现

一般先有轻度发热、倦怠、食欲不振以及患部皮肤灼热感或神经痛等前驱症状。

（1）皮肤症状：皮损好发于胸背、腰腹、颜面、颈部，也可见于四肢、阴部、眼、鼻、口等处。发病时初起为不规则红斑，继而出现成簇的粟米至绿豆大小的丘疱疹，迅速变为水疱，聚集在一处或数处，排列成带状，不超过身体正中线，疱群之间皮肤正常，疱壁紧张发亮，四周围绕红晕，经 7~8 天后，疱液变得浑浊，或部分破溃、糜烂、渗液，最后干燥结痂，再经数日，痂皮脱落而愈。少数患者仅出现红斑、丘疹，不发生典型水疱，亦有患者仅感觉皮损处瘙痒，不产生疼痛。患恶性肿瘤、长期应用肾上腺皮质激素或免疫抑制剂、年老体质极差以及患艾滋病等免疫功能低下者，疱疹可双侧同时出现或泛发全身，并可出现血疱、大疱甚至坏死，常伴有高热、肺炎、脑炎等，病情笃重。

（2）自觉症状：疼痛为本病的特征之一。疼痛出现的时间多为皮损发生之前，少数患者为疼痛和皮损同时出现，或在皮损出现之后。疼痛的程度可因年龄、发病部位、损害轻重不同而有所差异，一般儿童患者无疼痛或疼痛轻微；年龄越大疼痛越重；颜面部位较其他部位疼痛剧烈；皮损表现为出血或坏死者，往往疼痛明显。部分老年体弱患者在皮损完全消失后，患部仍遗留疼痛或瘙痒，常持续数月或数年之久。

（3）其他症状：本病有时可发生在眼部，表现为角膜水疱、溃疡，愈后可因瘢痕而影响视力，严重时可引起全眼球炎、脑炎，甚至死亡。本病亦可发生在耳部，表现为外耳道或鼓膜疱疹，可伴有患侧面瘫及轻重不等的耳鸣、耳聋、耳痛等症状，称为面瘫、耳痛及外耳道疱疹三联征。此外，少数患者还可出现麻痹、脑膜炎等症状。

（4）病程：儿童及青年人病程一般为2~3周；老年人病程3~4周。愈后很少复发。

（三）实验室检查

一般无特异性，合并感染者，可有外周血白细胞总数及中性粒细胞升高。

（四）诊断要点

（1）病史：本病常见于中老年人，可因过劳、情绪波动、恶性肿瘤、免疫抑制剂治疗、器官移植等诱发。皮疹出现前常先有皮肤疼痛、麻木、瘙痒和感觉异常，可伴有低热、少食、倦怠等症状。

（2）临床症状：典型的皮损多为绿豆大小的水疱，簇集成群，疱壁较紧张，常单侧分布，排列成带状。严重者皮损可表现为出血性或坏疽性。皮损发于头面部者，病情往往较重，患者自觉疼痛明显，可有难以忍受的疼痛，或皮损消退后仍遗有疼痛。

（五）鉴别诊断

（1）热疮：多发于皮肤黏膜交界处，可见粟粒到绿豆大小的水疱，疱壁薄，易破裂，常聚集一处，1周左右痊愈，但易复发，必要时可做病原学检查。

（2）其他：蛇串疮早期或蛇串疮顿挫性感染需与心血管科、消化科、骨科、神经科以及肿瘤科等疾病相鉴别，鉴别要点主要是详细追问病史、仔细检查是否合并其他体征并辅助相关实验室检查。

（六）治疗

1. 辨证论治

（1）肝胆郁热证

主症：皮肤潮红，疱壁紧张，灼热刺痛，伴口苦咽干，急躁易怒，大便干，小便黄，舌红，苔薄黄或黄腻，脉弦滑数。

治法：清肝泻火解毒。

方药：龙胆泻肝汤酌加板蓝根、茵陈等。

（2）脾虚湿蕴证

主症：皮损颜色较淡，疱壁松弛，破后糜烂、渗出，疼痛轻，口不渴，纳差或食后腹胀，大便时溏，舌淡，苔白或白腻，脉沉、缓或滑。

治法：健脾化湿解毒。

方药：除湿胃苓汤加薏苡仁、白花蛇舌草等。

（3）气滞血瘀证

主症：患部皮损大部分消退，但疼痛不止，伴心烦，夜寐不宁，舌质暗紫，苔白，脉细涩。

治法：活血行气止痛。

方药：桃红四物汤酌加柴胡、延胡索、地龙等。

2. 中成药

（1）六神丸：清凉解毒，消炎止痛。适用于皮损初起，局部潮红灼热者。

（2）龙胆泻肝丸：清肝胆，利湿热。适用于红斑、水疱较重，疼痛剧烈者。

（3）血府逐瘀胶囊：活血祛瘀，行气止痛。适用于皮损大部分消退，但疼痛不止者。

3. 外治法

（1）药物疗法

①抽吸水疱、大疱皮损疱液，对脓疱予清创处理。

②水疱、渗出较多皮损予解毒祛湿中药湿敷，如以黄柏、马齿苋等清热解毒中药煎水后湿敷患处。

③红斑、水疱、糜烂皮损予青黛、大黄等清热解毒敛湿中药散剂外涂或中药油调敷，干燥结痂时则选用祛湿解毒且无刺激性的中药油或软膏外敷。

④遗留神经痛者，选用黑色拔膏棍贴之，并加以包扎。

（2）非药物疗法

1）针灸疗法

①体针：取内关、足三里、曲池、合谷、三阴交。平刺，留针30分钟，每日1次。

②刺络拔罐：用无菌梅花针从皮损局部由外缘向中心叩刺，留罐5~10分钟，隔日1次，5次为1个疗程。

③火针疗法：皮损局部为阿是穴，以疱疹簇为单位呈"品"字形点刺，隔日 1 次，5 次为 1 个疗程。

④耳针：取穴肝区、神门，每日 1 次，直至疼痛消失为止。

⑤头皮针：取感觉区、运动区，左病取右，右病取左。皮疹在脐以上，针刺下 3/5；皮疹在脐以下，针刺上 2/5。针刺得气后留针 30~45 分钟，其间捻转 5~10 次，每日 1 次，10 次为 1 个疗程。

2）其他疗法

可酌情选用红外线照射、半导体激光、氦氖激光、红光照射、紫外线照射、微波和中频电疗等物理疗法。

（七）预防及调摄

（1）加强营养，增强体质。

（2）注意休息，保持心情舒畅。

（3）忌食辛辣、鱼腥发物，饮食宜清淡，多食蔬菜、水果。

（4）保持局部清洁、干燥，忌用刺激性强的外用药物。

（八）病案举例

案例 1

宋某，女，30 岁。

初诊时间：2018 年 10 月 17 日。

主诉：左侧腰、腹、背部起皮疹伴疼痛 2 天。

现病史：患者 2 天前无明显诱因左侧腰部起皮疹，就诊于某医院，诊断为"带状疱疹"，具体治疗过程不详，未见明显效果，仍有簇集水疱，伴剧烈疼痛，影响睡眠。为求中西医系统治疗，遂来就诊。刻下症：左侧腰、腹、背部起红斑、丘疹、水疱，伴阵发性剧烈疼痛，影响睡眠，纳可，无口干、口苦，二便正常。

皮肤科专科情况：左侧腰、腹、背部可见数片鲜红色斑，其上可见多束簇集分布的粟粒至绿豆大小红色丘疹、水疱，疱液澄清，疱壁紧张，皮疹呈带状分布，未过体表中线。

西医诊断：带状疱疹。

中医诊断：蛇串疮。

中医辨证：肝经郁热证。

中医治法：清泻肝火，解毒止痛。

中医外治：火针疗法联合拔罐疗法。

处方：龙胆泻肝汤合马齿苋合剂加减。

龙胆 9g	黄芩 10g	栀子 10g	泽泻 10g
车前子 10g	当归 10g	生地黄 15g	蒲公英 15g
马齿苋 15g	败酱草 15g	板蓝根 15g	金银花 15g
薏苡仁 30g	甘草 6g	柴胡 6g	白芍 15g
川楝子 10g	泽兰 10g	牡丹皮 10g	焦神曲 9g
陈皮 6g			

共 7 剂，每日 1 剂，水煎分早晚 2 次，饭后 30 分钟温服。

二诊：患者服上方 7 剂后，左侧腰、腹、背部红斑颜色明显变暗，水疱全部干瘪、结痂，疼痛较前明显减轻，纳可，寐尚可，二便正常。予上方继服 7 剂。

案例点评：方中金银花、板蓝根、马齿苋清热解毒；败酱草清热解毒，活血行瘀；马齿苋合剂用药简单，在缩短疗程、减轻疼痛方面有较好的作用；薏苡仁功能利水渗湿，作用较为缓和，然其性微寒，故可用于治疗湿热内蕴之证；柴胡既有良好的疏肝解郁作用，又为疏肝诸药之向导，是治肝气郁结之要药，治疗肝气郁结所致的胁肋疼痛甚效，与白芍共为对药，白芍功能养血柔肝，缓急止痛，故可用于治疗肝气不和所致的胸胁疼痛；川楝子功能行气，归肝经，善治胁肋疼痛；泽兰辛散温通，功能活血祛瘀，行而不峻，又能消散瘀滞，善治伤痛，与川楝子互为对药；牡丹皮善清血活血，有凉血散瘀的功效，可使血流畅而不瘀滞，血热清而不妄行，是治疗血热炽盛及瘀血阻滞证的要药；焦神曲消食和胃；陈皮理气健脾顾护脾胃；甘草清热解毒，调和诸药。

此外，石门皮科流派擅长应用对药。历代医家都很重视"对药"的应用。把两种功能类似的药物配合成对，使之产生协同作用，以增强疗效。如本案例中的两组对药，柴胡、白芍疏肝，川楝子、泽兰疏肝行气止痛，效果颇佳。

本案患者还采用火针疗法联合拔罐治疗，在石门皮科流派学术思想中，火针疗法以热引热，祛除蕴积于肌肤中的湿热火毒，并善行气血，通经活络，可预防气血瘀滞、经脉受阻所致的带状疱疹后神经痛。火针治疗带状疱疹以局部取穴为主，主要作用有三：①借火助阳，温通经络：通过加热的针体，将火热直接导入人体，借火热之力直接激发经气，鼓舞血气运行，达到温通经络之功，使气血畅通，通则不痛。②开门祛邪，散寒祛湿：开门祛邪，即通过人体腧穴开启经脉、脉络之外门，给外邪出路。③以热引热，行气散毒：借助火力强开外门，引动火热毒邪直接外泄，从而使热清毒解，同时可以使血管扩张，血流加速，腠理宣通。配合拔罐疗法，罐内负压帮助疱内瘀血排出，同时对局部产生刺激，可疏通经络，使局部气血旺盛，具有疏通经络、行气活血止痛等作用。

案例 2

李某，女，58 岁。

初诊时间：2018 年 7 月 8 日。

主诉：右侧胸胁、背部起皮疹伴疼痛 40 余天。

现病史：患者 40 天前劳累后右侧胸胁、背部出现疼痛，1 天后于疼痛部位起红斑、水疱，在某医院诊断为带状疱疹，给予阿昔洛韦、复合辅酶静脉滴注，治疗 3 周后，红斑、水疱基本消退，但仍疼痛难忍，又服用中药汤剂 2 周，效果不佳。现患者局部疼痛伴麻木感，夜间疼痛明显导致夜寐欠安，同时伴有出汗，乏力，口干。

皮肤科专科情况：右侧胸胁、背部可见暗红色斑片，遗留黑褐色色素沉着，皮损呈单侧分布，未超过体表中线，呈持续性走窜疼痛，夜寐差，纳可，大便偶偏干，舌质暗红，苔白腻，脉沉弦。

西医诊断：带状疱疹后神经痛。

中医诊断：蛇串疮。

中医辨证：气滞血瘀证。

中医治法：益气养血，化瘀止痛。

中医外治：刺络拔罐疗法联合微波疗法。

处方：桃红四物汤加减。

黄芪 15g	当归 10g	川芎 10g	丹参 10g
白芍 10g	红花 10g	牡丹皮 10g	紫草 6g
丹参 15g	延胡索 10g	川楝子 10g	板蓝根 15g
浮小麦 15g			

共 7 剂，每日 1 剂，水煎分早晚 2 次，饭后 30 分钟温服。

二诊：服上方 7 剂后，疼痛有所缓解，仍偶有大便干，右侧胸部自觉闷胀。

处方：黄芪 15g	枳壳 10g	川芎 10g	丹参 10g
白芍 10g	红花 10g	牡丹皮 10g	紫草 6g
丹参 15g	延胡索 10g	川楝子 10g	板蓝根 15g
浮小麦 15g	瓜蒌 15g		

三诊：服上方 14 剂后，疼痛明显减轻，仍觉胸部闷胀，大便干，心电图检

测未见明显异常，考虑仍有气滞。

处方：黄芪 15g　　枳壳 10g　　川芎 10g　　丹参 10g
　　　白芍 10g　　红花 10g　　牡丹皮 10g　　紫草 6g
　　　丹参 15g　　延胡索 10g　　川楝子 10g　　板蓝根 15g
　　　浮小麦 15g　　瓜蒌 15g　　木香 6g　　陈皮 6g
　　　地黄 15g

四诊：服上方 14 剂后，疼痛基本消退，夜寐安，胸部胀痛减轻，大便调，继续服前方 14 剂，临床痊愈。

案例点评：本案患者为老年女性，患带状疱疹后神经痛，表现为灼痛、窜痛、刺痛，中医辨证属"瘀"的范畴，老年患者往往伴有气阴两虚，病程迁延，痛久伤气，气虚则无力推动气血运行，阴液不足，导致脉络枯涩，血行凝滞，致血行迟缓，脉道不通或通而不畅，以致血液郁滞，凝为瘀血，故治疗必须以益气养阴扶正为主，配合活血通络之法。

若单纯使用活血化瘀法，往往难收全功，李领娥教授认为这主要是治疗时只注意了活血化瘀的一面，而忽视了益阴扶正的一面，老年之体多见气阴亏虚，本案患者热病日久，劫伤阴液，从而使津液更加亏虚，临床要注重益阴扶正治疗，如用养阴之品濡润脉道，增水行血，阴津为血液的组成成分，水津充足，血才能畅行。

治疗以活血化瘀、行气止痛为原则。而桃红四物汤具有补血活血，通络止痛的功效。以桃红四物汤为核心祛瘀，辅以养血、行气之品。方中红花活血化瘀；当归滋阴补肝、养血；芍药养血和营，增强补血之力；川芎活血行气，调畅气血，助活血之功。在治疗带状疱疹后神经痛时，既要抓住气滞血瘀这一主证，又要重视高龄患者气血两虚的实质，在使用活血化瘀药同时，重用黄芪、当归、川芎等益气养阴、养血活血之品，配用延胡索、川楝子行气止痛，同时还以板蓝根清解余毒，从而做到了益气养血、扶正固本与活血化瘀、行气止痛并重，诸药协同，共奏良效。

二诊时患者诉胸部自觉发胀，故处方时以前方去当归，加枳壳、瓜蒌宽胸散结。

三诊时患者诉胸部闷胀，大便干，考虑仍有气滞，故加木香、陈皮理气，加生地黄凉血养阴。

本案患者外用刺络拔罐疗法：使用 75% 酒精消毒病损局部，待干燥后使用三棱针对准皮损局部进行密集叩刺，刺激程度以局部略见潮红，微微出血为宜，但总体以患者能耐受为度，叩刺后以闪火法吸拔局部，留罐 10 分钟后取下，以稍出血为度，擦净残余血液。1周2次，1个月为1个疗程。注意事项：①前次拔罐罐斑未消退时，不宜重复拔罐。②留罐时间不宜过长，过长（半个小时以上）容易出现水疱。③神经性皮炎等背部皮肤粗糙肥厚者给予凡士林或橄榄油涂擦后进行拔罐治疗，以免出现罐具脱落。

本案患者外用微波疗法：将治疗仪探头放在疼痛皮肤表面3~5cm处，微波功率为40~60W（根据患者的年龄、疼痛程度、耐受程度、发病位置决定微波参数），照射时间20分钟/次，1周2次，1个月为1个疗程。注意事项：①治疗过程中注意防止因温度过高而灼伤患者皮肤组织。②若患者植入心脏起搏器或金属物，则不能接受微波治疗。③孕妇接受微波治疗需慎重，绝不可照射腹部及下半身。④治疗过程中治疗仪探头避免贴近皮肤组织。⑤治疗部位有严重血液循环障碍、感温迟钝或丧失者禁用。

第二节　疖

疖是肌肤浅表部位感受火毒，致局部红肿、热痛，相当于西医学的单个毛囊及其皮脂腺或汗腺的急性化脓性炎症。

（一）病因病机

常见的病因病机是热毒蕴结，蕴阻肌肤，或夏秋季节感受暑湿毒邪而生，或因体虚毒恋，迁延不愈。

（1）外感暑毒：夏秋季节，气候酷热干燥或在强烈日光下暴晒，感受暑毒，蕴结肌肤而成，或天气闷热，汗出不畅，热不外泄，暑湿热毒蕴蒸肌肤，生痱搔抓，破伤染毒而成。

（2）热毒蕴结：饮食不节，恣食膏粱厚味、煎炒辛辣之品，以致脾胃运化失常，湿热火毒内生，复因外感风邪，以致风湿火邪，凝聚肌表所致。

（3）体虚毒恋：素体禀赋不足、体质虚弱者，由于皮毛不固，外邪易于侵袭肌肤而发病。若伴消渴、肾病、便秘等慢性病，更易致阴虚内热、脾胃气虚，亦容易染毒发病，病久反复，耗气伤阴，正气易虚，更难托毒外出，毒又聚结，如此恶性循环，日久不愈。

（4）脓毒旁窜：患疖后若治疗不当，疮口过小，脓泄不畅，脓毒潴留，或护理不慎，搔抓碰破，以致脓毒旁窜，加之皮肉较薄，更易互相蔓延，腐蚀肌肉。

（二）临床表现

疖以局部红、肿、热、痛，突起根浅，肿势局限，脓出即愈为主要表现。发于夏天的称暑疖或热疖。疖四季皆可发生，多发于酷热夏秋季节。随处可生，尤以头、面、颈、背、臀部等处多见。初起分有头疖、无头疖两种，一般症状轻且易治，但亦有因治疗或护理不当形成蝼蛄疖，疖生于发际处称为"发际疮"，生于臀部称为"坐板疮"，一般较难治。

（三）诊断要点

（1）局部皮肤红肿热痛。

（2）可发于全身各处，以头面部、发际、臀部等处为多。

（3）可伴有发热、口干、便秘等症状。

（4）此愈彼起，经久不愈，应检查有无消渴病或其他慢性疾病。

（5）有头疖：患处皮肤上有一红色肿块，中心上有黄白色脓头，灼热疼痛，突起根浅，出脓即愈。

（6）无头疖：皮肤上有一红色肿块，上无脓头，表面灼热，触之疼痛，肿势高突，2~3日化脓，溃后多迅速愈合。

（四）鉴别诊断

（1）痈：常为单发，较少发生于头面部，初起无头，肿势范围较大，6~9cm，一般7~10天成脓，初起即伴有明显全身症状。

（2）颜面疔疮：初起为有粟粒脓头，根脚较深，肿势散漫，出脓较疖晚而有脓栓，大多数患者初起即有明显全身症状。

（3）脂瘤染毒：患处素有结块，其中心表面皮肤常可发现粗大黑色毛孔，挤之有脂浆样物溢出，且有臭味，染毒后红肿较局限，脓出夹有粉渣样物，愈合较为缓慢。

（4）脓肿性粉刺：好发于面颊部和背部，伴有丘疹和黑头，挤之有米粒样白色粉样物质，病程较长。

（五）治疗

1. 辨证论治

（1）热毒蕴结证

主症：轻者疖肿只有数个，也可散发全身，或簇集一处，或此愈彼起，伴发热，口渴，溲赤，便秘，舌红，苔黄，脉数。

治法：清热解毒。

方药：五味消毒饮加减。

加减：大便干结者，加生大黄泻热通腑。

（2）暑湿蕴结证

主症：好发于头面、颈、背、臀部，单个或多个成片，疖肿红、热、胀、痛，抓破流脓水，伴心烦，胸闷，口苦咽干，便秘，溲赤，舌红，苔黄而腻，脉滑数。

治法：清暑化湿解毒。

方药：清暑汤加味。

加减：热毒盛者，加黄芩、黄连、生山栀子清热泻火；小便短赤者，加六一散清热利尿；大便秘结者，加生大黄泻热通腑。

（3）体虚毒恋证

主症：疖肿散发于全身各处，此愈彼起，不断发生，疖肿较大，易转变成有头疽，疖肿颜色暗红，脓水稀少，常伴有低热，烦躁，口渴，或乏力肢软，舌质红，苔薄黄，脉细数。

治法：扶正解毒。

方药：四妙汤加减。

加减：阴虚口渴甚者，加天冬、玄参、麦冬养阴生津。如有消渴等病者，应积极治疗原发疾病。

2. 中成药

①防风通圣丸：解表通里，清热解毒。适用于皮损初起，红肿疼痛者。

②连翘败毒丸：清热解毒，散风消肿。适用于红肿明显，疼痛剧烈者。

③丹参酮胶囊：活血祛瘀，行气止痛。适用于疖肿后期。

3. 外治法

（1）初期

局部红肿热痛明显，范围局限，结块较硬，肿势高突。宜用消肿散结之品箍围消肿。可外敷芙蓉膏、金黄膏等。外用箍围药方法：将药膏摊于纱布上覆盖在疖肿表面，药膏面积稍大于红肿面积，厚薄以看不到皮肤为度。

（2）成脓期

局部肿块不消或逐渐增大，疼痛加重，或有搏动性疼痛，或伴有肿块中央渐软，按之有波动应指感，漫肿发热，穿刺抽吸有脓液，有时脓液可自行破溃流出，宜用提脓透托之品如拔毒膏等，或用火针烙法引流。方法如下：局部碘伏消毒，用1%利多卡因表面麻醉，用火针或者点针在脓肿波动最明显处或脓肿最低处烙出小圆洞，直达脓腔，以脓液流出畅快为度。外敷摊有生肌膏的脱脂纱布。每日换药，直至愈合。

（3）溃破期

疖肿破溃后，治疗应以扶正祛邪，去腐生肌为主，换药时应注意创面引流通畅，腐肉逐渐脱落后，用生肌之品，促使创口早期愈合。可用京万红软膏、橡皮生肌膏、湿润烧伤膏等，直接覆盖创面，若有窦腔，可在窦腔内放入棉捻引流，但不要填塞太满。

4. 其他疗法

①湿敷：可用黄连、黄芩、黄柏、赤芍药等清热解毒，凉血活血，用中药煎汤，纱布蘸药液局部湿敷。

②挑刺：背部夹脊穴挑刺，配合拔罐，适用于发作期。具体方法：夹脊穴为第 1 胸椎至第 5 腰椎，棘突下旁开 0.5 寸，一侧 17 个穴，左右共 34 穴。皮肤常规消毒，用消毒过的三棱针挑刺，再用双手拇指挤压针孔周围，使出血 1~2 滴，然后迅速在施术部位拔罐 1 个，使血在负压作用下流出 2~3ml，5 分钟后将罐起下，最后消毒覆盖无菌纱布。隔日 1 次。注意局部消毒，防止继发感染。

（六）预防及调摄

（1）饮食调理：宜吃富含维生素 A 和维生素 B 的食物。如胡萝卜、西兰花、小白菜、茴香、菠菜等，以及富含锌的食物如瘦肉类、核桃仁、葵花子、苹果、金针菇等。忌食肥甘厚味，包括油脂丰富的动物肥肉、鱼油、动物脑、蛋黄、芝麻、花生以及各种糖和含糖量高的糕点等。忌食辛辣温热食物，如酒、辣椒、韭菜、狗肉、羊肉、龙眼等。忌食海鲜、淡水虾、蟹等腥发之物。

（2）精神调摄：作息时间要规律，保证良好睡眠，保持心情舒畅，避免精神紧张。

（3）皮肤护理：注意局部皮肤清洁，勤洗澡、洗头、理发，勤换衣服、剪指甲。避免挤压疖肿，特别是面、鼻、唇部的疖肿。

（七）病案举例

案例 1

赵某，男，31 岁。

初诊时间：2017 年 8 月 4 日。

主诉：后背起皮疹 2 个月余。

现病史：患者 2 个月前因过食辛辣、熬夜致后背部起密集红色丘疹，部分带有脓头，自行外用"夫西地酸乳膏"，未见明显疗效，纳可，夜寐安，二便正常，舌略红苔黄，脉数。

皮肤科专科情况：后背部可见密集针尖至粟米大小红色丘疹，部分带有脓头，无糜烂、渗出。

西医诊断：毛囊炎。

中医诊断：疖。

中医辨证：热毒蕴结证。

中医治法：清热解毒。

中医外治：火针疗法。

中成药：夫西地酸乳膏。

处方：五味消毒饮加减。

桑白皮 10g	桑叶 10g	黄芩 10g	牡丹皮 10g
荷叶 10g	侧柏叶 10g	蒲公英 20g	赤芍 10g
醋香附 10g	生地黄 15g	紫花地丁 15g	菊花 10g
甘草 6g			

7剂，水煎服，每日1剂，分早晚2次饭后30分钟温服。

二诊：皮疹减轻，部分皮疹消退，舌略红苔略黄，脉数。

处方：

桑白皮 10g	蒲公英 12g	黄芩 10g	金银花 12g
连翘 9g	黄连 9g	石膏 15g	栀子 10g
紫花地丁 15g	知母 10g	白花蛇舌草 15g	鱼腥草 15g
甘草 6g			

7剂，水煎服，每日1剂，分早晚2次饭后30分钟温服。

案例点评：本案患者为青年男性，饮食不节，恣食膏粱厚味、煎炒辛辣之品，导致脾胃运化失常，湿热火毒内生，复因外感风邪，以致风湿火之邪，凝聚肌表所致。二诊去桑叶、牡丹皮、荷叶、侧柏叶、醋香附、生地黄，加金银花、连翘、黄连、石膏、栀子、知母、白花蛇舌草、鱼腥草，加大清热凉血、泻火解毒的作用。

案例2

宋某，男，35岁。

初诊时间：2017年3月3日。

主诉：头部起皮疹3年余，加重1周。

现病史：患者诉3年前无明显诱因头部起散在红丘疹、脓肿、结节，就诊于某省级医院，诊断为"头部脓肿性穿掘性毛囊周围炎"，行切开引流两次，予新癀片口服，2片，每日3次。患者经治疗后皮疹好转，1周前饮酒后头部皮疹复发加重，今为求进一步诊治，就诊我科门诊。患者平素嗜食辛辣刺激之物，嗜酒，纳可，寐安，二便正常，舌红苔薄黄，脉数。

皮肤科专科情况：头顶部、枕部可见较密集大小不等的红色丘疹、结节、脓肿，密集成群，部分皮疹融合形成回状头皮，皮疹处毛发脱落。皮疹局部伴有明显疼痛及压痛。

西医诊断：头部脓肿性穿掘性毛囊周围炎。

中医诊断：蝼蛄疖。

中医辨证：热毒蕴结证。

中医治法：清热解毒。

中医外治：火针疗法。

物理治疗：光动力疗法。

中成药：甘草锌颗粒。

处方：五味消毒饮加减。

桑白皮 15g	金银花 20g	忍冬藤 20g	菊花 10g
蒲公英 20g	紫花地丁 15g	薏苡仁 15g	赤芍 15g
生地黄 15g	黄芩 15g	黄柏 10g	甘草 6g
白芷 12g	夏枯草 15g		

7剂，每日1剂，分早晚饭后30分钟温服。

二诊：服上方7剂后，头部未见新起皮疹，部分皮疹颜色较前变淡，脓肿减少，无其他不适。处方如下。

桑白皮 15g	金银花 20g	忍冬藤 20g	菊花 10g
蒲公英 20g	紫花地丁 15g	薏苡仁 15g	赤芍 15g
生地黄 15g	黄芩 15g	黄柏 10g	甘草 6g
白芷 12g	夏枯草 15g		

7剂免煎颗粒，每日1剂，分早晚饭后30分钟温服。另服银蒲解毒片，每次4片，每日3次。

三诊：服上方7剂后，头部未见新起皮疹，原皮疹颜色较前变淡，脓肿减少，部分结节变平。患者自觉心情烦躁，口干。处方如下。

桑白皮 15g	金银花 20g	忍冬藤 20g	菊花 10g
蒲公英 20g	紫花地丁 15g	薏苡仁 15g	赤芍 15g
生地黄 15g	黄芩 15g	黄柏 10g	甘草 6g
白芷 12g	夏枯草 15g	天花粉 15g	栀子 10g

7剂免煎颗粒,每日1剂,分早晚饭后30分钟温服。另服银蒲解毒片,每次4片,每日3次。加用火针疗法。

四诊:服上方7剂后,头部未见新起皮疹,结节脓肿大部分消退。大便偏干,每2天1次。处方如下。

处方:桑白皮 15g　　　金银花 20g　　　忍冬藤 20g　　　蒲公英 20g
　　　紫花地丁 15g　　薏苡仁 15g　　　赤芍 15g　　　　生地黄 15g
　　　黄芩 15g　　　　黄柏 10g　　　　甘草 6g　　　　　白芷 12g
　　　夏枯草 15g　　　栀子 10g　　　　水牛角 10g　　　焦山楂 15g

7剂免煎颗粒,每日1剂,分早晚2次饭后30分钟开水冲服。另服新癀片,每次3片,每日3次。行火针疗法和光动力疗法。

案例点评: 本案患者为青年男性,喜食辛辣炙搏之品,嗜酒,饮食不节,阻碍脾胃运化,日久积湿生热,久蕴不解,湿热互结,上壅头部,热盛肉腐,故见脓肿,脾为生痰之源,湿热日久,痰热互结,故见结节。综观舌脉症,四诊合参,辨证为热毒蕴结证,属实证。本案患者存在明显的热毒,故李领娥教授选用五味消毒饮加减,配合火针疗法联合光动力疗法治疗。方中金银花既善清气血之热毒,又能清宣透邪,以消散痈肿疗疮,为治痈要药;蒲公英长于清热解毒,兼能消痈散结,能"治一切疗疮痈疡红肿热痛诸症",紫花地丁苦寒善清解热毒,又归心肝血分兼能凉血散痈,故有消散热毒痈肿之功,两者相配,助君药增强清热解毒、消散痈肿的作用,共为臣药;佐以菊花清热解毒;患者头部脓肿较多,故李领娥教授在本方中加入白芷、夏枯草,加强散结消肿排脓之效;藤类中药大多具有通经活络、舒筋活血之效,患者头部皮损融合形成回状头皮,故李领娥教授加入忍冬藤以通经络、散结消肿止痛;桑白皮归肺经,以皮行皮,加强清肺热之功;黄芩苦寒清肺热;黄柏苦寒泻下焦之火。诸药合用,使火邪去而热毒清。单用清热解毒散结之品恐气滞血瘀难消,结肿不散,故加赤芍、生地黄凉血活血,凉血而无留瘀之弊,并导热下行而不伤阴;脾为生痰之源,湿热日久,痰热互结,故致结节,加薏苡仁利水健脾除湿,使湿热之邪从小便而出;甘草解毒和中,调和诸药。全方共奏清热解毒,活血化湿之功。

二诊时行火针和光动力疗法治疗两天后,患者头部未起新皮疹,舌脉无变化,仍守上方,继续跟进观察。

三诊时患者头部脓肿和结节有缩小趋势,患者自觉心情烦躁,酌加天花粉,清热解毒,消肿排脓,加苦寒栀子,清泻三焦之火邪而除烦,栀子为治热病心烦、躁扰不宁之要药。

四诊时患者头部脓肿和结节有所控制,大便干,每天2次。处方为上方去菊花、天花粉，加苦寒之品水牛角，加强清热凉血解毒之效，配伍焦山楂，共奏行气散瘀之效。

中成药甘草锌颗粒为甘草中提取的有效成分甘草酸与锌结合制成的含锌药物。甘草酸是甘草中最主要的活性成分，具有抗炎、抗溃疡和调节免疫作用，临床应用广泛。甘草锌的抗炎作用更强，能够提高机体抗感染的能力。

银蒲解毒片源于中医学清热解毒重要方剂五味消毒饮，是由蒲公英、野菊花、紫花地丁、夏枯草、山金银花制成的现代复方制剂，具有清热解毒、抗感染、消炎抗病毒的功效。

新癀片的主要成分为肿节风、三七、人工牛黄、肖梵天花等，含有吲哚美辛。具有清热解毒、活血化瘀、消肿止痛的作用。

火针，古称"焠刺""烧针"，是将针在火上烧红后于病变部位或穴位速刺疾出，达到治疗疾病目的的一种外治方法。火针具有借火助阳、温通经络、开门祛邪、散寒祛湿、以热引热、行气散毒的作用。明代高武在《针灸聚英》中论"宜破痈毒发背，溃脓在肉，外皮无头者，但按肿软不坚者以溃疡，阔大者按头、尾及中，以点记，宜下三针，决破出脓，一针肿上，不可按之，令脓随手而出，或肿大脓多，针时则侧身回避，恐脓射出污身"，即详尽描述了火针治疗的过程和细节。李领娥教授认为火针洞式引流治疗头部脓肿性穿掘性毛囊周围炎，可发挥火针通畅排脓、控制炎症的作用。火针疗法遵循的是"给邪出路、去腐生肌"的原理，通过火针快速刺破脓肿，促使脓液彻底充分引流。其中，火针作用有三：一是以针代刀，穿破脓腔以引流，从而加速伤口的愈合；二是结节部位行火针散刺开放病灶，促进光敏剂透皮吸收，与病灶充分结合，从而加强了光动力疗法的治疗作用，促进炎症消退；三是止血修复作用，火针烧烙局部小血管，防止出血，同时又激发了自身机体的良性调节机制，调节免疫功能，抑制瘢痕形成。

案例3

解某，男，50岁。

初诊时间：2018年3月5日。

主诉：后颈部起皮疹2年，加重4个月。

现病史：患者自诉2年前无明显诱因后颈部起红色丘疹，外用银翘三黄膏，及口服药物治疗，控制尚可，4个月前疑因压力大及熬夜，后颈部红色丘疹再发加重，未用药治疗，寐安，纳差，伴胃灼热，吐酸水，口干，二便可，舌苔厚腻，边有齿痕。

皮肤科专科情况：后颈部可见密集粟米至绿豆大小不等的红色丘疹，暗红色结节，囊肿。

西医诊断：毛囊炎。

中医诊断：疖。

中医辨证：湿热内蕴证。

中医治法：燥湿运脾，行气和胃。

中医外治：火针疗法。

处方：平胃散加减。

蒲公英 15g	黄芩 10g	黄连 6g	苍术 6g
厚朴 6g	陈皮 6g	甘草 6g	浙贝母 10g
海螵蛸 10g	焦神曲 10g	炒麦芽 15g	

7剂免煎冲剂，温水冲服，每日1剂，分早晚饭后30分钟温服。

二诊：服上方7剂后，患者后颈部红色丘疹较前减轻，大便次数增多，偶便稀，舌苔厚腻，边有齿痕，患者服药后症状好转。

处方：蒲公英 15g	黄芩 10g	黄连 6g	苍术 6g
厚朴 6g	陈皮 6g	甘草 6g	浙贝母 10g
海螵蛸 10g	焦神曲 10g	炒麦芽 15g	茯苓 10g
白扁豆 10g			

三诊：患者服上方7剂后，颈部皮疹大部分消退，胃纳可，夜寐安，二便常，舌红，苔腻，边有齿痕，患者因要去外地出差，处方改为中成药银蒲解毒片、四妙丸口服。

案例点评：本案患者解某，中年男性，慢性病程，其皮损表现为散在红色丘疹、囊肿，发病部位为后颈部，皮疹反复发作，同时伴有纳差、胃灼热、吐酸水、口干，均是由于脾土不运，湿浊困中所致。结合舌苔，脉象，考虑为脾失健运，湿热内蕴，给予患者中医辨证论治，联合中医外治疗法综合治疗。

二诊时患者诉服上方7剂后，后颈部红色丘疹较前减轻，大便次数较前有所增多，偶便稀，处方时减少清热药物的剂量，同时加茯苓、白扁豆益气健脾渗湿。

三诊时患者诉颈部丘疹大部分消退，胃纳可，夜寐安，二便常，舌淡红，苔略黄，边有齿痕，服药后症状好转，嘱患者继续服用，以观后效。

李领娥教授认为疖病发病为内外邪毒相互搏结所致，内为气虚、阴虚、痰湿、内热，外为感受风热或暑湿之邪。气阴两虚为本，湿热蕴结为标，辨证须分清标本虚实，正邪盛衰，把握疾病本质，方能奏效。气阴两虚是疖病反复发作的内在根源，治病求本，当扶正培本，故治疗应以补气养阴为主，处方时重用生黄芪、党参、山药、麦冬等益气养阴之品，以达扶正祛邪的目的。

疖病以湿热蕴蒸为标，治宜健脾利湿，清热解毒，以祛邪安正。痰湿内盛者，以健脾化湿为主，常用参苓白术散、平胃散加味；湿热均盛者，治宜清热利湿，祛风解毒消肿，常用防风通圣散加减（防风、荆芥、栀子、赤芍、黄芩、白术、桔梗、苦参、滑石、连翘等）。疖病特点为缠绵日久，反复发作，或因阴津匮乏，或因痰湿壅塞，或因气虚无以鼓动，或因湿热搏结，均可致气滞血瘀，痰湿凝结，形成硬结，局部皮肤色暗或紫暗，肌肤失去光泽，故治疗除补气养阴、清热利湿解毒之外，还应注意应用活血化瘀、祛痰散结之品。活血药常用当归、赤芍、生地黄、天花粉等，既可以活血化瘀通络，又可以防止助热伤津；化痰药常用制胆南星、浙贝母、土贝母、夏枯草等，能化痰通络散结。

火针疗法：暴露后颈部皮损部位，常规消毒后使用盘龙火针在酒精灯上烧红后，垂直快速点刺皮损顶部，一般每个皮损1~2针即可，针刺后用干棉签稍加挤压，挤出分泌物、皮脂栓、脓血等，对于结节坚硬者，应在其中心和周围多处点刺，深度以针刺透过皮肤病变组织，刺入结节中部为宜，无论何种皮损，应先浅后深，深度尽量控制在2mm以内。1周1次，4次为1个疗程。注意事项：①针刺前选择适宜的火针型号，检查针体是否光滑。②治疗时做到"红、准、快"。③治疗时防止酒精灯火焰烫伤皮肤。④火针治疗后嘱患者禁止搔抓。⑤针刺部位24小时内勿沾水，保护针孔，以免感染。

第三节　鹅掌风

鹅掌风是发生在手部的浅部真菌病，因手掌皮肤粗糙干裂形似鹅掌而得名。本病的特点是手部皮肤干燥、脱屑、皲裂，常继发于脚湿气。

《外科正宗·鹅掌风》："鹅掌风由手阳明、胃经火热血燥，外受寒凉所凝，致皮枯槁；又或时疮余毒未尽，亦能致此。初起红斑白点，久则皮肤枯厚破裂不已，二矾汤熏洗即愈。"

本病相当于西医学的手癣。

（一）病因病机

本病多因风湿毒邪侵袭，凝结皮肤而发病，日久血燥生风，肌肤失养所致。

西医学认为手癣是因感染皮肤癣菌引起，致病菌以红色毛癣菌为主，其次为石膏样毛癣菌、絮状表皮癣菌等。可由搔抓足癣等身体其他部位的癣菌病灶而感染，或与手足癣患者共用洗脸盆、毛巾等也是主要传染途径。

（二）临床表现

（1）初发多见于单侧手，日久可延及双手。

（2）皮损初起为小水疱，继而脱屑、干燥，日久皮肤肥厚、粗糙、脱屑、皲裂。①水疱型：散在或成群小水疱，干燥后脱屑。②角化脱屑型：皮肤肥厚、干燥、脱屑、皲裂。③糜烂型：第3及第4指间浸渍，覆以白皮，剥脱后露出潮红糜烂面。

（三）实验室检查

真菌镜检或培养阳性。

（四）诊断要点

本病先发病于手掌某一部位，缓慢扩大，最终累及全部手掌甚至双侧手掌。损害为红斑、水疱、鳞屑和角化增厚。真菌学检查阳性即可确诊。

（五）鉴别诊断

手癣应与许多手部皮肤病如湿疹、神经性皮炎、汗疱疹、剥脱性角质松解症、慢性接触性皮炎、掌跖脓疱病、掌跖皮肤角化及手掌二期梅毒疹等相鉴别。鉴别要点是这些病真菌学检查均为阴性。

手癣应与手部慢性湿疹相鉴别，尤其是真菌检查都是阴性时。手癣一般单侧起病，缓慢发展，最终累及全部手掌甚至双侧手掌。若同时有手、背、体癣或甲癣，一般即可确诊。手部慢性湿疹一般双侧同时起病，发展较快，时好时坏。手掌可有多处皮损且互不连接，边缘也常不明显。发病与季节关系不大。当真菌学检查都无法鉴别时，可采取诊断性治疗，手癣患者外用糖皮质激素后会促进真菌生长，使之更易被检出。

（六）治疗

1. 内治疗法

病程日久，手部皮肤脱屑、角化肥厚、干枯燥裂，延及遍手。治宜养血祛风，方用祛风地黄丸。

2. 外治疗法

①水疱型：药水外涂，每日2次。可选用1号癣药水、2号癣药水、复方土槿皮酊等。

②角化脱屑型：用鹅掌风浸泡方浸泡患处；或用雄黄膏外搽，每日2次。

③糜烂型：中药煎汤浸泡外洗，常用苦参、白鲜皮、黄柏、大黄、土槿皮、半边莲、枯矾等，再用枯矾粉外撒，每日2次。

（七）预防及调摄

（1）保持手部皮肤润滑无破伤，可预防鹅掌风发生。

（2）患脚湿气、圆癣、灰指甲等应及时治疗，防止自身传染。

（3）治疗要彻底，一般皮损消退后仍应继续用药一段时间，以防复发。

（八）病案举例

案例1

刘某，男，58岁。

初诊时间：2016年11月4日。

主诉：右手拇指皮疹20日。

现病史：患者20日前无明显诱因右手拇指出现豌豆大小环形环绕丘疹，于某省中医院皮肤科就诊，予外用药治疗（药名不详）后效果不明显。现皮疹面积扩大为核桃大小斑片，界限清楚，中心有暗红色素沉着斑片，周围边缘皮色，脱屑，散在粟粒大小红色丘疹，纳可寐安，舌暗，苔白，舌体胖大。实验室检查：真菌镜检阳性。

西医诊断：手癣。

中医诊断：鹅掌风。

中医辨证：湿热毒蕴证。

中医治法：清热利湿，解毒化浊。

处方：李氏自拟方加减。

赤芍15g	生地黄20g	黄芩10g	牡丹皮9g
炒蒺藜10g	地肤子10g	白花蛇舌草30g	蒲公英30g
紫花地丁30g	桑枝9g	甘草9g	苦参9g
马齿苋30g	砂仁3g		

共7剂，每日1剂，分早晚饭后温服。外治：烟熏疗法，每日20分钟，患处外熏。

二诊：2016年11月9日。患者服药后皮损好转，右手拇指可见黑色结痂。

处方：

赤芍15g	生地黄20g	黄芩10g	牡丹皮9g
炒蒺藜10g	地肤子10g	白花蛇舌草30g	蒲公英30g
紫花地丁30g	桑枝9g	甘草9g	马齿苋30g
砂仁3g	土茯苓30g	蜂房5g	

共 7 剂，每日 1 剂，分早晚饭后温服。

三诊：2016 年 11 月 18 日。患者服药后皮损较前好转，可见皮肤基底泛红，脱皮，予二诊方再服 5 剂，加外洗方。

处方：醋香附 20g　　　百部 20g　　　蜂房 20g　　　蒲公英 30g
　　　紫花地丁 30g　　地肤子 20g　　蛇床子 30g

3 剂，水煎，外洗。外治：烟熏卷一支，每日 20 分钟，外熏。

案例点评：本案患者属湿热蕴结证，治宜清热燥湿止痒。李领娥教授治疗此病善于内外兼施，内服方用赤芍、生地黄、牡丹皮、马齿苋清热凉血，用紫花地丁、白花蛇舌草清热解毒，蒺藜祛风止痒，黄芩、地肤子、苦参止痒祛湿，加甘草清热解毒并调和诸药。与外治法中药烟熏疗法相配燥湿止痒。

二诊时处方加土茯苓、蜂房，土茯苓解毒除湿，通利关节，蜂房攻毒杀虫，祛风止痛。

三诊时予二诊方 5 剂加用外洗剂，内外合治，加强功效。

中药烟熏疗法是指某些中药材或中药材借助某些易燃物质，发生不冒火焰的不完全燃烧产生烟雾，烘熏患处，以防病治病的外治疗法。治疗时令患者取舒适体位，取烟熏卷外熏患处，每日 20 分钟，每次 15~30 分钟，每日 1~2 次。癣证外用烟熏卷中药组成：苍术、黄柏、苦参、防风、大风子、白鲜皮、松香、鹤虱、五倍子。治疗时，将熏药卷一端点燃，用其所产生的药烟对准皮损面，距离一般以患者感觉温热舒服为度。苍术、黄柏、苦参燥湿止痒；白鲜皮、防风祛风止痒；苦参、鹤虱杀虫；五倍子性酸涩，有收湿敛疮之功；大风子祛风燥湿，且其味辛，可使烟雾发散直达病所；松香祛风燥湿，且燃烧后可产生黄棕色浓烟，兼有助燃的作用。诸药合用，共奏杀虫、灭菌止痒之功。熏药点燃后有效成分随烟溢出，一方面在热力作用下，局部气血畅通，药物有效成分透达肌肤；另一方面烟熏后在皮损局部会形成一层烟油，能较长时间维持药效，润肤软坚。从而能够更好地祛风除湿，杀虫止痒。

第四节　恶虫叮咬

恶虫叮咬是指被虫类叮咬，或接触其毒液及虫体的毒毛而引起的一种皮炎。中医学历代文献多有记载，如"射工伤""蚝虫螫""蜂叮疮"等。本病的特点是风团样丘疹，上有针头大瘀点、丘疹或水疱，自觉奇痒、烧灼、疼痛。多见于昆虫滋生的夏秋季节，好发于皮肤暴露部位。一般无全身不适，严重者可有畏寒发热，头痛，恶心，胸闷，呼吸困难等全身中毒症状。《外科正宗·恶虫叮咬》："恶虫乃各禀阴阳毒种而生。见之者勿触其恶，且如蜈蚣用钳，蝎蜂用尾，恶蛇以舌螫人，自出有意附毒害人，必自知其恶也。凡有所伤，各寻类而推治。"

本病相当于西医学的虫咬皮炎。

（一）病因病机

（1）人体皮肤被毒虫叮咬，毒液侵入体内，或接触虫体的毒液及有毒毛刺，虫毒侵入肌肤，与气血相搏而发病。

（2）禀赋不耐，高度敏感者，感染虫毒后正邪交争剧烈，毒邪入于营血，或侵蚀筋脉，或累及脏腑，则皮损严重，并伴有全身中毒反应。

西医学认为虫咬皮炎是因虫类叮咬，昆虫将口器刺入皮肤吸血，或将毒汁注入体内，或接触其毒液及虫体的毒毛所致。常见致病的虫类有蚊子、臭虫、虱子、跳蚤、螨、螨虫、隐翅虫、毛虫、蜂等。

（二）临床表现

（1）好发于皮肤暴露部位。若躯干部皮损多发，则应检查衣服、卧具上是否有致病的虫类，如跳蚤、虱子、臭虫、螨虫等。

（2）皮损主要以红色风团样丘疹为主，或为风团样红斑块，中心有小丘疹、小水疱、瘀点，甚至出现豆大水疱，搔抓后可引起糜烂，继发感染，皮损散在分布，常不对称。

（3）剧烈瘙痒，可伴有灼热疼痛。

（4）一般无全身症状，严重者可有发热、恶寒、胸闷、呼吸困难等全身中毒症状。

（5）特殊类型的虫咬皮炎

①螨虫皮炎：螨虫叮咬部位出现小瘀点、风团样丘疹、水疱，奇痒。

②端虫皮炎：俗称"谷痒症"。为粟粒到黄豆大小的红色丘疱疹、风团样丘疹或肿块，皮损顶端可见虫咬痕迹，剧烈瘙痒。

③隐翅虫皮炎：虫体受压分泌的毒液沾染皮肤所致。皮损多呈线状或条索状，红肿，上有密集的小丘疹、水疱或脓疱，自觉灼热、疼痛。

④松毛虫皮炎：皮肤直接接触虫体、蜕皮及虫茧上的毒毛所致。局部皮肤出现红色斑疹、风团样肿块，间有水疱、脓疱、皮下结节，剧痒。常伴有关节红肿疼痛，甚至化脓。

⑤蜂螫皮炎：蜂螫后毒刺、毒汁进入皮肤，局部红肿，发生风团、水疱，中央有瘀点，可伴有头晕、恶心、呕吐等症状，严重者可见过敏性休克、抽搐、昏迷。

（三）诊断要点

根据好发季节，生活、工作环境及昆虫暴露史，风团样丘疹，中心有小水疱或瘀点，剧烈瘙痒等诊断。

（四）鉴别诊断

瘾疹：发病突然，皮肤出现红色或苍白色风团，时隐时现，消退迅速，不留痕迹，之后又成批发生。其中风团时起时消、发无定处是主要鉴别点。

（五）治疗

1. 辨证论治

热毒蕴结证

主症：皮肤大片红色风团、肿块，或有水疱、瘀斑，灼热疼痛，伴恶寒，发热，头痛，胸闷，恶心，呼吸困难，舌质红，苔黄，脉数。

治法：清热解毒，消肿杀虫。

方药：五味消毒饮合黄连解毒汤加减。

加减：瘙痒剧烈者，加白鲜皮、地肤子；恶寒、发热重者，加荆芥、柴胡；关节肿痛者，加络石藤、豨莶草、半边莲。

2. 中成药

（1）季德胜蛇药片：清热解毒，消肿止痛。适用于恶虫叮咬之热毒证。

（2）连翘败毒丸：清热解毒，消风散肿。适用于恶虫叮咬之热毒证。

3. 外治疗法

（1）有红斑、丘疹、风团等皮损，用1%薄荷三黄洗剂外搽，或用紫金锭磨水外涂。

（2）发生于毛发部位，用50%百部酊外涂。

（3）出现大片红肿斑块、水疱，破溃糜烂，可用新鲜马齿苋、七叶一枝花、蒲公英、紫花地丁，任选一种，捣烂外敷患处，或煎汤湿敷患处。

（4）季德胜蛇药用冷开水化成糊状，外涂患处。

（5）桑毛虫皮炎、松毛虫皮炎先用橡皮膏黏去患处毒毛，蜂螫皮炎先用火罐拔出毒针、毒汁，再用上述疗法。

（六）预防及调摄

（1）保持环境清洁卫生，经常清洗地毯，消灭害虫。

（2）注意个人卫生，勤洗澡、勤换衣，被褥常洗晒，凉席应烫晒后再用。

（3）去山区树林工作、旅游，应注意个人防护，穿长袖衣服、长裤，皮肤暴露部位涂搽防虫咬药物。

（4）饲养宠物时应注意宠物的清洁卫生。

（5）高度过敏体质者应随身携带急救药盒，包括肾上腺素、抗组胺药。

（七）病案举例

案例1

陈某，女，28岁。

初诊时间：2017年9月7日。

主诉：面部及颈部起皮疹1天。

现病史：患者2天前在河边被蚊虫叮咬，回家后自行使用艾草粉泡脚约半小时，未见不适。1天前晨起洗漱时发现左侧面颊出现一片红斑，自行于药店购买盐酸环丙沙星乳膏外搽，未见明显效果。遂来我院就诊。患者曾于当地某医院查过敏原：虫螨类过敏（具体不详）。平素纳可，寐安，二便调。

皮肤科专科情况：左侧面颊鼻翼旁及左侧锁骨各见一处红斑，红斑形状不规则，边界不清楚，红斑上散在白色丘疹、脓疱，舌绛苔黄腻，脉数。

西医诊断：隐翅虫皮炎。

中医诊断：蠼螋伤。

中医辨证：热毒蕴结证。

中医治法：清热解毒凉血。

处方：皮炎汤加减。

生地黄10g	牡丹皮10g	金银花15g	连翘10g
黄芩10g	野菊花10g	蒲公英15g	淡竹叶10g
白鲜皮15g	蒺藜10g	薏苡仁20g	白茅根15g
桑白皮10g	知母10g	甘草6g	

共7剂，每日1剂，分早晚2次饭后30分钟温服。中医外治：放血疗法。

二诊：2017年9月12日。患者左侧面颊红斑基本消退，红斑上丘疹消失。左侧锁骨处红斑颜色暗红，红斑上丘疹明显减少，可见一个脓疱，疱壁紧张，舌红，苔薄黄，脉数。效不更方，继服上方7剂。继续予火针治疗。

三诊：2017年9月19日。患者面部皮损基本如常，左侧锁骨处红斑颜色暗红，脓疱疱壁松弛干涸，患者自述瘙痒、疼痛感减轻。舌红，苔薄黄，脉数。

处方：皮炎汤加减。

生地黄 10g	牡丹皮 10g	金银花 15g	连翘 10g
黄芩 10g	野菊花 10g	蒲公英 15g	淡竹叶 10g
白鲜皮 15g	蒺藜 10g	薏苡仁 20g	白茅根 15g
桑白皮 10g	知母 10g	甘草 6g	浙贝母 10g
皂角刺 6g			

共7剂，每日1剂，分早晚2次饭后30分钟温服。中医外治：放血疗法。

案例点评：李领娥教授认为本病与素体血热有关，又加上毒虫之外毒侵袭所致，故选用朱仁康之皮炎汤以清热凉血解毒。方中生地黄、牡丹皮、白茅根清热凉血；金银花、野菊花清热解毒；患者皮肤红斑处红肿较重，故用连翘、蒲公英清热解毒，消肿散结；再加薏苡仁利水渗湿，有助于红斑水肿的消退；患者舌色偏红，故加黄芩、白鲜皮清热燥湿，祛风解毒；舌尖红甚，故加淡竹叶清泻心火；患者皮损处瘙痒，故加蒺藜祛风止痒。

二诊时患者左侧面颊红斑基本消退，红斑上丘疹消失。左侧锁骨处红斑颜色暗红，红斑上丘疹明显减少。症状较前明显好转，患者自述瘙痒疼痛感减轻，稍见舒适，故效不更方，继服上方7剂。

三诊时患者锁骨处红斑仍较明显，故加大散结消痈力量，加浙贝母、皂角刺以发挥清热、消肿、散结、消痈之功效，促进皮损消退。

本案患者采用耳尖放血疗法作为外治疗法。放血疗法是针灸治疗的一种操作方法，它是以三棱针、梅花针、刀具、粗毫针以及注射器等为器具，根据不同病情，刺破特定部位的浅表血管和深层组织，放出适量的血，以达到治疗疾病的目的。放血疗法具有祛风止痒、开窍泄热、通经活络的作用。耳尖放血法：①器具准备：三棱针或粗毫针、碘伏、消毒干棉球。②嘱患者保持正坐位，折耳向前，于耳廓上端取穴，或将耳轮向耳屏对折时，耳廓上面的顶端处。③先揉捏患者双耳，以外耳道为中心，向耳廓离心性方向进行，使血液散布在耳廓周围。④使用消毒干棉球蘸取适量碘伏在针刺腧穴处擦拭消毒，擦拭时应从腧穴部位的中心点向外绕圈消毒，然后用左手拇、食、中三指依次夹紧耳尖，右手持三棱针或粗毫针迅速刺入，刺入深度1~2 mm深，随即出针，再用左手挤压点刺部位，使之出血2~5滴。⑤针刺放血后，使用消毒干棉球擦净血液，并按压针孔1分钟。

放血治疗恰似釜底抽薪，能破血逐瘀泻血，还可以疏通经络，使经络通畅，气血流利。《灵枢·阴阳二十五人》记载："脉结血不和，决之乃行。"即因脉络郁结，血行不畅，致瘀血停滞而产生各种病证，用泻血的方法疏通脉络，使血运正常。放血疗法能直接作用于经络本身，其活血作用较强，通过刺络放血将针感由经络传导到经络所过之脏腑，达到平衡阴阳，有出恶血、辟浊气的功效。

案例2

吴某，男，18岁。

初诊：2017年8月22日。

主诉：双下肢起皮疹伴瘙痒5日。

现病史：患者自诉5日前赴江西野外写生后双下肢起皮疹，曾于某私人诊所就诊，诊断为过敏性皮炎，予药膏（具体药名不详）涂搽后效果不明显。现双下肢散在丘疹、水疱，皮疹瘙痒难耐，饮食及二便正常，夜寐可，舌淡苔白腻，脉濡细。

皮肤科专科情况：双下肢散在暗红色丘疹，触之较硬，丘疹边缘有纺锤形红晕，散在水疱，疱壁紧张，内有清澈液体。

西医诊断：虫咬皮炎。

中医诊断：丘疹性荨麻疹。

中医诊断：脾虚湿蕴证。

中医治法：健脾渗湿。

中医外治：火针疗法。

处方：李氏自拟方。

薏苡仁30g	赤小豆15g	淡竹叶10g	茯苓皮10g
泽泻20g	车前草15g	防风10g	浮萍10g
苦参8g	蝉蜕6g	白扁豆10g	金银花15g
陈皮6g	砂仁5g	连翘6g	厚朴8g
黄芩10g	广藿香10g	佩兰10g	

7剂，每日1剂，分早晚2次饭后30分钟温服。

服药7剂后随访，皮疹大部消退，遗留色素沉着。

案例点评：本案患者吴某，5日前赴江西野外写生，被虫咬后引发过敏反应而致本病。李领娥教授认为丘疹性荨麻疹多与脾虚运化失常，湿邪阻滞肌肤有关。故方药大多选用健脾渗湿、燥湿药，如薏苡仁、茯苓皮、泽泻、赤小豆利水渗湿，消散皮疹肿胀；广藿香、佩兰、砂仁化湿；厚朴燥湿；车前草渗湿；黄芩、苦参清热燥湿；陈皮理气健脾燥湿，白扁豆化湿，补脾和中，此二药一方面除湿邪，一方面兼顾调理脾胃；患者瘙痒较重，加防风祛风解表；浮萍解表透疹止痒；金银花、连翘相伍清热解毒，疏散风热，连翘还可以消肿散结；"诸痛疮疡，皆属于心"，故加淡竹叶清心泻火。

外用火针疗法在操作时还应注意三个要点，即"红""准""快"，这是疗效好的关键。所谓"红"，是指烧针时针体要烧红、烧透；所谓"准"，是指针刺部位及针刺深度需准确把握；所谓"快"，是指针体烧红后刺入人体的动作要快。

石门皮科流派认为热毒蕴结为本病的基本病机，根据吴师机的"外治之理即内治之理"，故运用外治法也应遵循内治之理。治当清热解毒。火针疗法借"火"之力而强开外门，"开门祛邪""以热引热"，选用火针围刺局部皮损，借火之力取效，经过加热的针体，将火热直接导入机体，鼓舞气血运行，针孔引邪外出，从而直接快速地祛除滞于肌肤、经脉之风热火毒，局部的高温，助阳化气，攻散湿邪，使气机疏利，津液运行畅达，从而祛除湿邪，达到治疗瘙痒、疼痛的目的。西医学认为火针主要是通过其温热效应增加局部血流量，改善微循环，促进炎性渗出物的吸收而治愈疾病。

第五节　湿疮

湿疮是一种超敏性炎症性皮肤病。因皮损处总有湿烂、渗液、结痂而得名。本病的特点是皮疹多形态，对称分布，有渗出倾向，自觉痒，反复发作，易成慢性。男女老幼皆可患病，而以先天禀赋不耐者为多。根据病程可分为急性、亚急性、慢性三期。急性期皮损红肿，常有渗出；慢性期皮损以肥厚、苔藓样变为主。

本病相当于西医学的湿疹。

（一）病因病机

湿疮的发生，总由禀赋不耐，风、湿、热邪阻滞肌肤所致。

（1）先天禀赋不耐，皮肤腠理不固，易受外界风湿热邪侵袭而发病。

（2）饮食不节，过食辛辣肥甘厚味及荤腥动风之品，或过食生冷，损伤脾胃，脾失健运，湿从内生，蕴久化热，郁于血分，充于腠理，外发肌肤而发病。

（3）湿热久羁，耗伤阴血，血虚化燥生风而致肌肤失养，症见皮损干燥肥厚粗糙。急性期，以湿热为主，常夹有风邪；亚急期多脾虚湿蕴，郁而化热；慢性期，湿热未清，血虚风燥。

西医学认为湿疹发病原因复杂，是多种内外诱因相互作用而发生的迟发型超敏反应（变态反应）。体内诱因包括慢性感染病灶、内分泌及代谢改变、神经精神因素、遗传因素、个体易感性等；体外诱发因素包括食物、吸入物、生活环境、动物皮毛、各种化学物质等。

（二）临床表现

湿疮一般分为急性、亚急性、慢性三期。初发可为任何一型，各型可根据病程和皮损特点判断，各型之间可相互转化。

1. 急性湿疮（急性湿疹）

（1）起病较快，可发于身体任何部位，亦可泛发全身，以面部、耳、手足、前臂、小腿等处多见，对称分布。

（2）皮损为多形性，可见潮红肿胀斑片、密集丘疹、丘疱疹、小水疱，常融合成片，可因搔抓导致糜烂、渗液及结痂，甚至继发感染化脓。皮损中心红肿、渗出较重，外周皮损散在分布，边界不清。

（3）瘙痒剧烈。

（4）可转为亚急性、慢性，愈后易复发。

2. 亚急性湿疮（亚急性湿疹）

（1）常因急性期未能及时治疗，或处理失当，致病程迁延所致，亦可初发即呈亚急性。

（2）亚急性湿疮较急性期皮损红肿及渗出减轻，以丘疹、结痂、鳞屑为主，仅有少量丘疱疹及轻度糜烂。

（3）自觉瘙痒。

（4）可转为慢性湿疮，再次接触诱因或治疗不当，亦可导致急性发作。

3. 慢性湿疮（慢性湿疹）

（1）常由亚急性湿疮反复发作转变而来，也可起病即为慢性。

（2）好发于手、足、小腿、肘窝、乳房、外阴、肛门等处，多对称发病。

（3）患部皮肤增厚粗糙，或苔藓样变，暗红或紫褐色，常伴有抓痕、血痂、鳞屑及色素沉着。

（4）阵发性瘙痒，夜间、精神紧张、饮酒、食辛辣发物时加剧。

（5）病程较长，反复发作，时轻时重。

4. 特定部位湿疮

（1）旋耳疮（耳部湿疹）：多发生在耳后褶皱处，也可见耳轮上部及外耳道，皮损表现为红斑、渗出、结痂、皲裂，常两侧对称分布。

（2）头部湿疮（头部湿疹）：多由染发剂、生发剂、洗发剂等刺激引起。呈弥漫性，甚至累及整个头皮，表现为红斑、渗出、结痂，痂多时可将头发黏结成团，或化脓感染，发生臭味，甚至可使头发脱落。

（3）乳头风（乳房湿疹）：主要见于女性。乳头及乳晕红肿、糜烂、渗出，上覆以鳞屑及黄色痂皮，自觉瘙痒，可出现皲裂、疼痛。

（4）脐疮（脐部湿疹）：脐窝及周围有鲜红或暗红色斑片，或有糜烂、结痂，常有臭味，自觉瘙痒，病程较长。

（5）瘑疮（手部湿疹）：由于手部接触致病因素概率较大，故手部湿疮极为常见。多好发于手掌及指端，可蔓延至手背和手腕部，皮损多表现为暗红斑、水肿、脱屑；慢性湿疮皮损肥厚粗糙，冬季易皲裂，病程较长，顽固难愈。

（6）肾囊风（阴囊湿疹）：为湿疮中较常见的一种。局限于阴囊皮肤，有时可延至肛周，甚至阴茎部。急性期表现为皮肤肿胀、潮红、轻度糜烂、渗出、结痂，日久皮肤浸润变厚，色素加深，上覆鳞屑，瘙痒剧烈，夜间加重，常影响睡眠和工作。

（7）小腿湿疮（小腿湿疹）：好发于小腿下 1/3 内侧，常伴有浅表静脉曲张，皮损呈暗红色斑片、小丘疹、丘疱疹、糜烂、渗出、结痂，日久皮肤变厚，色素沉着，可伴发小腿溃疡。

（8）钱币状湿疮（钱币状湿疹）：是湿疮的一种特殊类型，因皮损形似钱币状而得名。好发于手足背、四肢伸侧。皮损为红色小丘疹或丘疱疹，密集融合成钱币状斑片，渗出较多。慢性期皮损肥厚，表面有结痂及鳞屑，周围散发丘疹、水疱，常呈"卫星状"，自觉瘙痒剧烈，反复发作，不易治愈。

（9）自身敏感性皮炎：患者原有湿疮损害，常见的是钱币状湿疮或小腿湿疮，由于渗出较多、结痂、继发感染，以致组织分解产物或细菌产物被机体作为自身抗原吸收，从而引起超敏反应。表现为原有皮损的周围或全身泛发丘疹、丘疱疹、小水疱。

（三）诊断要点

根据皮疹多形态，有渗出倾向，对称分布，瘙痒剧烈，反复发作，慢性期皮损肥厚、苔藓化等特征诊断。

（四）鉴别诊断

（1）漆疮（接触性皮炎）：与急性湿疹鉴别见表1。

表1 漆疮（接触性皮炎）与急性湿疮鉴别

	急性湿疮	漆疮
病因	病因复杂，常不明确	常有明显的病因
好发部位	任何部位，常对称发生	主要局限于接触部位
皮疹	多形性，丘疹、水疱等	较单一，有红肿、水疱
皮损边界	边界弥漫不清	边界清楚
接触史	不明确	有
主观症状	瘙痒剧烈	瘙痒或灼热感
转归	常有复发倾向	去除病因，较快痊愈，不再接触即不复发

（2）牛皮癣（神经性皮炎）：需与慢性湿疮相鉴别。牛皮癣皮损好发于颈项、肘部等处。典型损害为苔藓样变，边界清楚，干燥而无渗出倾向。

（3）鹅掌风（手癣）、脚湿气（足癣）：需与手足部的湿疮鉴别。鹅掌风、脚湿气多从单侧发病，好发于掌跖或指趾间，有小水疱、脱屑等，向对侧传染蔓延，多伴有甲损害，真菌镜检阳性。

（五）治疗

1.辨证论治

（1）湿热浸淫证

主症：发病急，皮损潮红灼热，瘙痒无休，渗液流汁，伴渗液，心烦，口渴，大便干，尿短赤，舌红，苔薄白或薄黄，脉滑或数。

治法：清热利湿。

方药：龙胆泻肝汤。

（2）脾虚湿蕴证

主症：皮肤瘙痒、脱屑，或局部皮肤肥厚，色素加深，皮损表面常有粟粒大丘疹或小水疱，有时有轻度糜烂或结痂，时轻时重，反复缠绵发作。常自觉胃脘满闷，食纳欠佳，口中黏腻，不思饮食，大便多不成形或先干后溏，舌质淡，舌体常胖嫩而有齿痕，舌苔厚腻，脉缓。

治法：健脾利湿。

方药：除湿胃苓汤或参苓白术散。

（3）血虚风燥证

主症：肌肤粗糙，甚至肌肤甲错，自觉痒甚，皮损有时见大片融合形成红皮，有大量糠秕状脱屑，有时可见红色粟粒大丘疹或小水疱，病程缠绵，日久不愈。

治法：养血润肤，祛风止痒。

方药：当归饮子或四物消风散加减。

2. 中成药

（1）龙胆泻肝丸：清肝胆，利湿热。适用于湿疮湿热浸淫证。

（2）四妙丸：清热除湿。适用于亚急性湿疮湿热证。

（3）参苓白术丸：健脾除湿。适用于湿疮脾虚湿蕴证。

（4）湿毒清胶囊：养血润燥，化湿解毒，祛风止痒。适用于湿疮血虚风燥证。

3. 外治疗法

（1）急性湿疮

①以红斑、丘疹为主，水疱较少，无渗出时，用三黄洗剂外搽，或选用苦参、黄柏、地肤子、荆芥等药煎汤，待凉后外洗，每日2~3次。

②水疱糜烂、渗出明显时，选用黄柏、生地黄、马齿苋、苦参等药煎汤，冷湿敷，或用10%黄柏溶液湿敷，每次20~30分钟，每日2~3次。湿敷后，用青黛散加甘草油或植物油调，外涂患处。

③结痂较厚时，选用黄连膏、青黛膏涂搽。

（2）亚急性湿疮

亚急性湿疮选用三黄洗剂、青黛散调甘草油或植物油、黄连锌氧油、5%黑豆馏油软膏外搽。

（3）慢性湿疮

慢性湿疮选用青黛膏、湿毒膏、润肌膏、10%~20%黑豆馏油软膏等，涂搽，加中药熏洗、热烘疗法效果更好。中药熏洗选用蛇床子、威灵仙、紫草、当归等。

（六）预防与调摄

（1）本病的诱发因素多，预防的重点是尽可能寻找并去除发病原因。

（2）避免各种外界刺激，如热水烫洗、搔抓、肥皂水洗涤，以防感染及病情加重。

（3）忌食辛辣、海鲜、牛羊肉等发物。

（4）急性湿疮或慢性湿疮急性发作期间，应暂缓注射各种疫苗。

（七）病案举例

案例1

于某，女，39岁。

初诊时间：2017 年 10 月 6 日。

主诉：周身起红斑、丘疹伴瘙痒 1 个月余，加重 2 天。

现病史：患者 1 个月前无明显诱因枕后起红斑、丘疹伴渗液瘙痒，未予重视，后双眼睑处出现红斑、丘疹伴肿胀。10 天前就诊于某医院，给予润燥止痒胶囊口服，卤米松乳膏外用，效果欠佳。纳可寐安，二便调。

皮肤科专科情况：头皮、面部可见片状红斑及米粒大小丘疹、丘疱疹，部分皮疹融合成片，散在抓痕，眼睑浮肿明显，眼裂缩小，舌红苔黄，脉沉细。

西医诊断：湿疹。

中医诊断：湿疮。

中医辨证：湿热内蕴证。

中医治法：清热利湿。

中医外治：湿敷疗法（川百止痒洗剂）。

处方：龙胆泻肝汤加减。

龙胆 6g	栀子 10g	黄芩 10g	柴胡 6g
牡丹皮 10g	淡竹叶 10g	车前草 15g	泽泻 10g
白鲜皮 15g	蒺藜 10g	地肤子 10g	茯苓皮 15g
冬瓜皮 15g	金银花 15g	连翘 10g	薏苡仁 15g
知母 10g	甘草 6g	生地黄 12g	

7 剂，每日 1 剂，分早晚 2 次饭后 30 分钟温服，另服复方甘草酸苷胶囊、氯雷他定片，外擦硼酸氧化锌冰片软膏。

二诊：2017 年 10 月 11 日。服上方 7 剂后，患者双眼睑肿胀好转，皮疹瘙痒较前减轻，颜色变淡，纳可，寐安，二便调，舌红，苔淡黄，患者服药后症状好转，下一步仍守上方。

案例点评：本案患者因先天禀赋不足，外感风、湿、热邪，内外邪相搏，充于腠理，浸淫肌肤，发为湿疮。风盛则痒，风性善行数变，故湿疮剧痒，浸渍泛发；湿热化火则皮疹较红、肿胀；湿为重浊有质之邪，湿性黏腻，故病情迁延，反复发作。结合舌脉，李领娥教授辨证为湿热内蕴证。治疗以清热除湿、解毒凉血为主。李领娥教授选用龙胆泻肝汤加减，热清湿利则皮疹得消。方中龙胆能上清肝胆实火，下泻肝胆湿热，可泻火除湿；黄芩、栀子两药苦寒，归肝、胆、三焦经，功能泻火解毒，燥湿清热，可加强龙胆清热除湿之功；湿热壅滞，故用车前草、泽泻、淡竹叶导湿热下行，从水道而去，使邪有出路，则湿热无留；蒺藜、地肤子、白鲜皮祛风止痒；金银花、连翘清热解毒；茯苓皮、冬瓜皮、薏苡仁利水消肿；牡丹皮清热凉血；肝主藏血，肝经有热，本易耗伤阴血，加用苦寒燥湿之品再耗其阴，故用生地黄滋阴养血，标本兼顾；方用柴胡，是为引诸药入肝胆而设；甘草有调和诸药之效。

二诊时患者双眼睑红肿较前好转，遂守上方，继续观察疗效。

本案患者用湿敷疗法外治：清洗患处后，将6~8层无菌纱布浸入川百止痒洗剂中，轻挤压至不滴药液为度，展开纱布并将其敷于患处，紧贴皮损处，每敷约5分钟后，将敷料取下，重新放入药液，浸湿后再次敷于患处（或者使用注射器将药液喷淋于敷布之上）以保持敷布湿度及温度，15~20分钟后取下，再用干净的纱布或毛巾清洁患部皮肤，每日1次，连续使用1周为1个疗程。注意事项：①充分暴露患部皮肤，注意保暖，防止着凉。②湿敷时应将湿敷敷料拧至不滴药液为度，以防药液漫流。③治疗过程中观察局部皮肤情况，若湿敷部位出现苍白、红斑、水疱、痒痛等症状时，应当立即停止治疗，并对症处理。④若在湿敷过后，湿敷部位出现药液着色，数日后可自行消退。

案例2

李某，女，33岁。

初诊时间：2018年1月22日。

主诉：周身起红斑、丘疹伴瘙痒约1年，加重1周。

现病史：患者诉1年前无明显诱因，双手起红斑、丘疹伴瘙痒，未予治疗，皮疹逐渐延及周身。曾先后就诊于各大市级医院及私人诊所，予药物口服及外用，具体不详，经治疗，皮疹时轻时重。1周前于某私人诊所行火疗治疗后，皮疹瘙痒剧烈，会阴部较重，影响睡眠。今为求进一步治疗，就诊于我科门诊。纳可，二便调，寐欠安，舌质红，苔黄腻，脉滑数。

皮肤科专科情况：四肢、躯干部可见密集甲盖至手掌大小不等的片状红斑，部分红斑融合成片，其上可见较密集粟粒至绿豆大小不等红色丘疹、丘疱疹，四肢红斑、丘疹可见少许渗液，周身可见较密集抓痕、血痂，会阴部可见散在红斑、丘疹。

西医诊断：湿疹。

中医诊断：湿疮。

中医辨证：湿热内蕴证。

中医治法：清热利湿止痒。

处方：龙胆泻肝汤加减。

龙胆9g	栀子10g	黄芩10g	生地黄15g
茯苓10g	泽泻10g	甘草9g	牡丹皮10g
蒺藜10g	桑枝10g	蜂房10g	紫草10g

白鲜皮 15g   马齿苋 30g   蒲公英 30g   川牛膝 10g

7剂，每日1剂，分早晚2次饭后30分钟温服。

二诊：患者服上方7剂后，周身未见新起红斑、丘疹，部分红斑、丘疹颜色较前变淡，瘙痒较前减轻，渗液明显减少，舌红苔白腻，脉滑。处方如下。

处方：龙胆 6g   栀子 10g   黄芩 10g   生地黄 15g
　　　茯苓 10g   泽泻 15g   甘草 9g   牡丹皮 10g
　　　蒺藜 10g   桑枝 10g   蜂房 6g   紫草 10g
　　　白鲜皮 15g   马齿苋 30g   蒲公英 30g   川牛膝 10g
　　　当归 9g   鸡血藤 12g

7剂，每日1剂，分早晚2次饭后30分钟温服。

三诊：服上方7剂后，周身未见新起红斑、丘疹，大部分红斑、丘疹颜色较前变淡、变暗，瘙痒较前减轻，渗液消退，肛周瘙痒不适，舌红苔白腻，脉滑。处方如下。

处方：龙胆泻肝汤合三妙丸加减。

　　　龙胆 6g   栀子 10g   黄芩 10g   生地黄 15g
　　　茯苓 10g   泽泻 15g   甘草 9g   牡丹皮 10g
　　　蒺藜 10g   桑枝 10g   蜂房 6g   紫草 10g
　　　白鲜皮 15g   川牛膝 10g   当归 9g   柴胡 9g
　　　苍术 10g   黄柏 10g

7剂，每日1剂，分早晚2次饭后30分钟温服。另配合中医特色火针疗法治疗。

案例点评："诸湿肿满，皆属于脾"，脾失健运，则湿浊内生，湿郁化热，湿热外泛肌肤，出现丘疱疹、渗出、结痂等皮损。《灵枢·经脉》云："肝足厥阴之脉，起于大指丛毛之际……循股阴，入毛中，过阴器，抵小腹。"湿热循肝之经络乘袭，肝胆湿热外发肌肤，则外阴等经行部位可发生红斑、丘疹、瘙痒等症状。经皮损辨证、经络辨证，综观舌脉症，四诊合参，辨证为湿热内蕴证，属实证。本案患者存在明显的肝经湿热，故李领娥教授选用龙胆泻肝汤加减治疗。

方中龙胆草大苦大寒，上泻肝胆实火，下清下焦湿热，泻火除湿；栀子、黄芩苦寒泻火，清热燥湿，助龙胆草加强清热除湿之力；泽泻清热利湿，导湿热从小便排出，给湿热之邪以出路；脾失健运，湿浊内生，茯苓利水渗湿，兼有健脾之功效，防止一味清热利湿中伤脾胃；肝藏血，肝经有热，易耗伤阴血，方中多用苦寒燥湿之品，再耗其阴，故用生地黄滋阴养血以顾肝体，使邪祛而不伤正；皮损潮红灼热，瘙痒剧烈，抓破脂水淋漓，湿热症状较为明显，故加入马齿苋、蒲公英加大清热解毒利湿之力；患者瘙痒剧烈，导致夜间睡眠不佳，故投入肝经之蒺藜以平肝疏肝止痒，加清热燥湿之白鲜皮，奏利湿止痒之效；同时投祛风攻毒、杀虫止痒之蜂房，清热利湿止痒；湿热之邪日久易伤及血分，故加入牡丹皮、紫草清热凉血活血，使热清血行；患者手部红斑、丘疹较重，加桑枝作为引经药，引诸药直达上肢；川牛膝可引诸药下行；甘草调和诸药，并有防苦寒败胃之用。诸药合用，共奏清热利湿止痒之效。

二诊时，患者自行按原方拿药7剂。三诊时，服上方7剂后，患者无其他不适，周身皮疹瘙痒较前明显减轻，已无渗液、血痂，部分红斑、丘疹消退，遗留暗红色斑丘疹、鳞屑。综观皮损、舌脉症，湿疹急性期已过，守上方加入养血润肤之当归、鸡血藤。湿热之邪易使局部气血壅聚，鸡血藤在养血的同时亦可活血通络。

四诊时，患者诉服上方7剂后，周身红斑、丘疹大部分消退，遗留暗褐色色素沉着。肛周仍伴轻微瘙痒，遂加入引经药柴胡疏畅肝胆气机以顾肝用，并引诸药归于肝胆。酌加清热燥湿之苍术、黄柏，与川牛膝相伍，组成"三妙丸"，加强清热利湿止痒之功效。

李领娥教授认为龙胆泻肝汤适用于湿热证型皮肤病。湿热证型皮肤病临床表现为皮肤潮红肿胀、浸润、丘疱疹、水疱、糜烂、渗液、浸渍等，常伴有灼热、痒、痛，或伴有胸闷、纳呆、腹胀、小便黄或淋浊、关节红肿疼痛、肢体沉重等，舌苔黄腻，脉象滑数。病情常反复发作，缠绵难愈。《灵枢·经脉》云："肝足厥阴之脉，起于大指丛毛之际……循股阴，入毛中，过阴器，抵小腹，夹胃、属肝、络胆，上贯膈，布胁肋。"湿热循肝之经络乘袭，肝胆湿热外发肌肤，则胸胁部、外阴等经行部位可发生红斑、丘疱疹、渗液、糜烂、瘙痒等症状。

李领娥教授用药经验：①引经药：从肝论治，多选用柴胡；病位在下，多选用川牛膝引药直达病所；病位在上，多选用羌活引诸药直达太阳病所；病位在四肢，多选用桑枝"以枝达肢"；病位在后背，多选用葛根；偏头痛者，加血中之气药川芎，引诸药直达头部两侧。②攻毒杀虫药：李领娥教授善用虫类药治疗皮肤顽疾，疗效显著。《证治准绳》云："虫由湿热蕴蒸而生，观之月中有雨，则禾节生虫，其理明矣。"李领娥教授认为初病在经，久病入络，运用虫类药物，以虫类药毒性之偏以攻其毒，取中药散行之性入络搜邪，即所谓"辄仗蠕动之物，松透病根"（《临症指南医案》），直捣病所。常用蜂房、乌梢蛇、僵蚕、蝉蜕、地龙等，正合顽疾之"久病入络"之意。

应用火针疗法治疗湿疮：火针的作用，一借火助阳，二开门祛邪，三以热引热。火针导入的火热之性，通过腧穴、经脉的作用，直接激发经气，鼓舞正气，并且借火力强开外门，使毒热外泄。利用火针的上述3个作用，可以起到活血化瘀、通经活络、清热除湿之功。痒疹多与风邪有关，火针疗法具有开门泄邪、温经活血之功，可直接疏泄腠理，使风邪从表而出，又可借其温热之性，使血热而行，血液循行正常，血行风自灭，痒自停。火针疗法对湿疮既有引热外出、消肿散结、促进皮损变薄的局部作用，又有除湿、祛风、止痒之全身疗效。

临床使用火针疗法治疗湿疮，可使皮损处瘙痒明显减轻，从而减少搔抓等刺激，能迅速控制病情的发展，针刺后局部形成痂皮，自行脱落后使皮损变薄，能迅速缓解症状。

第六节　唇风

唇风，又称"唇燥裂""沈唇""紧唇""唇股""唇肿""唇疮""唇瞤""驴嘴风""驴唇风"等，该病以唇部干燥皲裂、反复脱屑、肿胀痒痛、渗出结痂为主要临床特征，可累及上、下唇，多以下唇为重，病情反反复复，可经久不愈，多见于儿童和青年女性。

本病相当于西医学的慢性唇炎。

（一）病因病机

《诸病源候论》："脾胃有热，气发于唇，则唇生疮，而重被风邪寒湿之气搏于疮，则微肿湿烂，或冷或热，乍瘥乍发，积年累月，谓之紧唇，亦名沈唇。"《医宗金鉴·外科心法要诀》："此证多生于下唇，由阳明胃经风火凝结而成。初起发痒，色红作肿，日久破裂流水，疼如火燎，又似无皮，如风盛则不时瞤动。"唇炎的病因病机为胃腑积热，复感风热，熏灼唇部形成胃经风热证；或素体阴虚，复感外邪，伤阴耗液，唇部失养形成阴虚血燥证；或素体虚弱，气虚不能收摄，脾虚蕴湿，复感风邪，风湿上扰，唇部失养形成气虚风盛证。

西医学认为唇风由精神、情绪、劳累及其他慢性疾病等因素引起，由淋巴样细胞释放细胞毒因子，引起棘细胞变性，继发细菌感染的炎症性疾病，部分患者可由细菌或病毒感染产生。

（二）临床表现

唇风有虚有实。实证为风火湿热，表现为唇红、唇痒、唇痛、口干、口臭、便秘、溲黄、舌红、苔黄厚；虚证为阴虚血燥，表现为唇干、脱皮、手足心热、舌红、少苔、脉细数。临床以实证居多。

（三）鉴别诊断

本病需与唇部慢性盘状红斑狼疮、扁平苔藓等鉴别。

（1）慢性盘状红斑狼疮：为局限性病变，边界清楚，边缘浸润，中央萎缩，有鳞屑附着，毛细血管扩张。皮疹除见于唇部外，鼻背、颊部、耳廓也常见到典型皮疹而可以鉴别。

（2）扁平苔藓：以口腔黏膜为主，为多角形扁平丘疹，可相互融合成斑块。

（四）治疗

1.辨证论治

脾胃湿热证。

主症：口周可见红斑、丘疹，时轻时重，经久不愈，舌红，苔白腻，脉滑。

治法：健脾和胃，清热祛湿。

方药：健脾除湿汤加减。

2.外治法

黄连 10g，紫草 5g，芝麻油 100ml。文火煎枯去渣，存油外搽。

（五）预防及调摄

（1）忌食辛辣、酒类食品。

（2）忌用类固醇皮质激素外涂。

（六）病案举例

案例 1

杜静，女，32 岁。

初诊时间：2017 年 10 月 2 日。

主诉：唇部及唇周起皮疹伴瘙痒 5 年余。

现病史：患者 5 年前无明显诱因唇部及唇周出现皮疹，瘙痒，先后就诊于多家医院、诊所，诊断为"唇炎"，具体治疗不详。皮疹反复发作。现自行外用香油，自觉舒适，平素纳少，寐安，二便调。

皮肤科专科情况：唇部及唇周红斑，红斑上可见干燥性鳞屑，舌红苔黄厚，脉数。

西医诊断：剥脱性唇炎。

中医诊断：唇风。

中医辨证：脾经湿热证。

中医治法：清热健脾化湿。

处方：李氏自拟方加减。

防风 10g	蝉蜕 6g	玉竹 10g	黄芩 10g
石膏 20g	知母 10g	薏苡仁 20g	赤小豆 15g
炒麦芽 10g	焦山楂 10g	肉桂 3g	厚朴 10g
清半夏 6g	莱菔子 15g	甘草 3g	

共7剂，每日1剂，分早晚2次饭后30分钟温服。外擦复方黄柏液，口服苯海拉明，配合湿敷疗法。

二诊：2017年10月9日。唇部及唇周红斑颜色变暗，干燥性鳞屑较前减少，瘙痒症状较前稍减轻，舌红苔黄，脉数。

处方：李氏自拟方加减。

防风 10g	蝉蜕 6g	玉竹 10g	石膏 20g
知母 10g	薏苡仁 20g	赤小豆 15g	炒麦芽 10g
焦山楂 10g	肉桂 3g	厚朴 10g	清半夏 6g
莱菔子 15g	甘草 3g	石斛 10g	蜂房 6g

共7剂，每日1剂，分早晚2次饭后30分钟温服。

案例点评：《诸病源候论》中分析："脾胃有热，气发于唇，则唇生疮，而重被风邪、寒湿之气搏于疮，则微肿湿烂，或冷或热，乍差乍发，积月累年谓之紧唇。"

本案患者唇部及唇周红斑，干燥脱屑，这是脾胃湿热的表现。方中防风、蝉蜕疏散风热；黄芩清热燥湿；石膏、知母清热泻火；玉竹滋阴润燥；薏苡仁、赤小豆利水渗湿；炒麦芽、焦山楂健脾和胃；皮损在上，病位在中，故用少量肉桂引火下行；厚朴归脾经、胃经，能燥脾胃之湿，还能下气除满；半夏燥湿消痞；莱菔子消食除胀；甘草在清热同时兼起调和诸药。

二诊时唇部及唇周红斑颜色变暗，干燥性鳞屑，较前减少，舌红苔黄厚，脉数。处方加蜂房助防风、蝉蜕祛风，因患者急性期已过，故加石斛助玉竹养阴生津。

中药湿敷疗法是根据皮损形态辨证施治，中药煎煮后用敷料浸吸药液敷于皮损处，以达到疏通腠理、清热解毒、消肿散结治疗目的的一种外治法。湿敷疗法分为冷湿敷、热湿敷、开放性湿敷、闭合性湿敷等，本案患者具有一定敏感性，热象明显，湿敷时采用冷湿敷。患处皮损干燥，湿敷时药液能起到润燥作用，同时，湿敷时还可以吸附表面分泌物，对治疗部位有保护、清洁、消炎、镇痛、止痒等功效。

第七节　面部激素药毒

面部激素药毒是由于面部长期外用含糖皮质激素制剂，导致皮肤反复出现潮红、丘疹、萎缩变薄、毛细血管扩张、脱屑、痤疮样及酒渣鼻样皮疹等，伴灼热、疼痛、瘙痒、干燥、紧绷感的皮肤病。

本病相当于西医学的面部糖皮质激素依赖性皮炎。

（一）病因病机

中医学认为本病为风、湿、热邪侵及肌表所致。激素类药物药性辛燥、甘温，误用日久易助阳化热，积久灼阴。面部为诸阳之会，风为阳邪，易袭阳位。药毒之热侵犯面部皮肤，根据患者素体寒热差异，形成多种症状。素体蕴热者，可形成风热蕴肤证、毒热蕴结证；素体脾虚多湿者，可形成湿热壅滞证；素体阴血亏少者，可形成血虚风燥证。

（二）临床表现

1. 好发部位

多见于面部或患皮炎湿疹的部位。

2. 皮损及症状特点

（1）皮肤变薄、潮红伴毛细血管扩张。

（2）出现粉刺、丘疹和脓疱。

（3）皮肤干燥，脱屑，皲裂，甚至出现萎缩、星状瘢痕等。

（4）色素沉着或色素减退。

（5）毳毛增粗变长。

（6）自觉灼热或伴有肿胀感、瘙痒、疼痛及紧绷感。

（三）诊断要点

（1）长期反复外用糖皮质激素超过 1 个月。

（2）皮损对激素依赖，停用后 2~10 天原有疾病或皮损复发或加剧。

（3）主观症状：灼热感、瘙痒感、疼痛、干燥、紧张感。

（4）客观症状：包括炎性丘疹或脓疱，红斑，潮红，水肿，皮肤干燥，脱屑，毛孔粗大，色素沉着，微血管扩张，表皮萎缩。

（四）鉴别诊断

（1）脂溢性皮炎：面部红斑，被覆糠秕状白屑或油腻性痂屑，多发于皮脂溢出部位。

（2）酒渣鼻：好发于中年人，皮疹分布以鼻准、鼻翼为主，两颊、前额、下颏亦可见。患部弥漫性红斑、丘疹、脓疱及毛细血管扩张，无粉刺，晚期形成鼻赘。

（3）痤疮：青春期好发，颜面、胸背部发生毛囊性粉刺、炎性丘疹、脓疱等。

（五）治疗

1. 辨证论治

（1）风热蕴肤证

主症：面部红斑、丘疹或弥漫性潮红，轻度肿胀，瘙痒，心烦，咽干或口干舌燥，大便干或正常，小便微黄，舌红，苔薄黄或薄白，脉浮或浮数。

治法：疏风清热，凉血止痒。

方药：消风散加减。

加减：病程较长，红斑明显，舌下络脉瘀紫者，加丹参、红花；瘙痒者，加祛风止痒药物，如薄荷、蒺藜、白鲜皮、地肤子；血管扩张面部潮红者，加紫草、玫瑰花；伴胸胁苦满，烦躁易怒者，加柴胡、白芍等。

（2）毒热蕴结证

主症：面部红斑或紫红斑，肿胀，可见丘疹、脓疱，瘙痒、灼热或疼痛，烦躁易怒，口干口苦，大便干，小便黄，舌红苔黄或黄腻，或舌绛少苔，脉数、洪数或滑数。

治法：清热解毒，凉血止痒。

方药：黄连解毒汤加减。

加减：皮肤灼热瘙痒，干燥脱屑，潮红水肿，或伴毛细血管扩张较甚者，加青蒿、地骨皮；痒重者，加白鲜皮、地肤子；伴丘疹、脓疱者，加金银花、蒲公英；渗出明显者，加茵陈、土茯苓；灼热严重者，可加水牛角、石膏等。

（3）湿热壅滞证

主症：面部潮红肿胀明显，毛细血管扩张，可见丘疹、丘疱疹等，可有渗出、糜烂、灼热、瘙痒，口干黏腻，纳谷不香，头身困重，便溏或黏腻不爽或便干结，溲赤或浑浊，舌质红，苔黄腻，脉滑或滑数或濡数。

治法：清热利湿，健脾消肿。

方药：茵陈蒿汤加减。

加减：瘙痒重者，加刺蒺藜；大便干结者，加麻仁；红肿重者，加生石膏、白茅根；伴口苦，心烦，易怒，带下色黄者，加龙胆草、黄芩、生地黄、柴胡等。

（4）血虚风燥证

主症：面部红斑不鲜，皮肤干燥，反复脱屑，毛细血管扩张，或色素沉着或色素减淡，瘙痒，有紧绷感，心烦，头晕，失眠多梦，口干，手足心热，舌淡红苔薄少，脉细。

治法：养血润燥，祛风止痒。

方药：当归饮子加减。

加减：失眠者，可加酸枣仁、五味子、龙齿；毛细血管扩张，皮疹色暗者，可加丹参、红花；色素沉着者，可加田三七、白芷。

2. 中成药

（1）润燥止痒胶囊：养血滋阴，祛风止痒，润肠通便。适用于风热蕴肤证、血虚风燥证。

（2）栀子金花丸：清热泻火，凉血解毒。适用于风热蕴肤证、毒热蕴结证。

（3）雷公藤多苷片：祛风解毒，除湿消肿。适用于各证型。

3. 外治疗法

急性期尽量减少外用药物，恢复期可酌情选用外治疗法，但亦需慎用。为避免外用药物治疗后出现大面积过敏和刺激反应，建议在应用任何一种外用药物前，均进行小面积试用，如局部未出现红肿、瘙痒等不良反应，再大面积应用。

（1）中药湿敷：功能清热凉血止痒。适用于风热蕴肤证、毒热蕴结证、湿热壅滞证（皮损潮红，肿胀，脓疱，丘疹密集）。将所选药物煎汤去渣，晾凉后用4~6层纱布浸透药液，轻拧至不滴水为度，湿敷患处。15~20分钟/次，1天2次。如复方马齿苋洗剂，即用马齿苋、绿茶共煎后取汁适量湿敷。又如用甘草煎水冷湿敷。

（2）中药面膜：功能清热，润肤，美白。适用于风热蕴肤证、血虚风燥证

（皮损颜色淡红或暗红，干燥脱屑，有紧绷感）。①将中药打粉，用水、奶、蜂蜜等调和后，均匀涂于面部，停留20~30分钟后，洗净。②将桑叶、白菊花、地肤子、牡丹皮、龙胆草、紫荆皮打成粉调制，冷开水调和，将面膜均匀地涂于脸上，20~30分钟后洗净，1周2~3次。③黄芩、黄柏、生石膏各等量研末，用香油或酸奶调和敷患处，20~30分钟后洗净，1周2~3次。

（3）涂抹法：可根据皮损形态及病情辨证选择外用药物和剂型，如中药软膏或油膏，涂抹法有保护皮损、清除皮屑、滋润肌肤等作用。适用于风热蕴肤证、血虚风燥证（皮损颜色淡红或暗红，干燥脱屑，有紧绷感）。①甘草油：甘草50g，香油500g，将甘草浸入油内一昼夜，用文火将药炸至焦黄，去滓备用。适量，1天2次，外涂。②盐酸小檗碱油：小檗碱、芝麻油等适量混合，1天2次，外涂。③甘草膏：甘草、橄榄油、医用蜂蜡适量，调制成软膏制剂，外涂皮损处。

（六）预防及调摄

（1）避免滥用和误用激素制品。

（2）让患者对激素依赖性皮炎的发病因素、发展规律和防治方法有正确认识，增强患者的依从性，提高患者治疗疾病的信心。

（3）注意避免面部按摩、热水洗、蒸桑拿浴，避免日晒、风吹。

（4）避免滥用化妆品，可用保湿的医学护肤品。

（5）忌食辛辣、刺激性食物，不要饮酒，多吃蔬菜、水果。

（七）病案举例

案例1

周某，女，51岁。

初诊时间：2017年5月19日。

主诉：面部起皮疹伴瘙痒3个月余。

现病史：患者自诉3个月前无明显诱因面部起皮疹，疹色红，自诉涂激素药膏治疗2个月余（具体药名不详），用药后面部皮疹好转，停药后皮疹反复，后未进行系统治疗，现面部皮肤潮红，毛细血管扩张，两颊部可见密集红斑、丘疹，部分融合成片，部分丘疹上有脓头，皮疹瘙痒，饮食及二便正常，夜寐可，舌红苔黄腻，脉数。

皮肤科专科情况：面部皮肤潮红，毛细血管扩张，两颊部可见密集红斑、丘疹，部分融合成片，部分丘疹上有脓头。

西医诊断：激素依赖性皮炎。

中医诊断：面部激素药毒。

中医辨证：热毒内蕴证。

中医治法：清热凉血，止痒解毒。

中医外治：膀胱经刺络拔罐放血疗法。

处方：皮炎汤加减。

桑白皮 10g	生地黄 15g	黄芩 10g	牡丹皮 10g
白茅根 20g	金银花 15g	连翘 10g	野菊花 15g
蒲公英 15g	浙贝母 10g	苦参 6g	知母 10g
白花蛇舌草 15g	黄连 6g	赤芍 10g	淡竹叶 10g
冬瓜皮 15g	银柴胡 8g	甘草 6g	

7剂，每日1剂，分早晚2次饭后30分钟冲服。另服复方甘草酸苷胶囊。

二诊：服上方7剂后，患者瘙痒症状好转，两颊部密集红斑、丘疹减轻，面部毛细血管扩张减轻，纳可，寐安，二便调，舌红，苔黄，脉数，守上方10剂。另服复方甘草酸苷胶囊。外用复方黄柏液涂剂。

三诊：服上方10剂后，患者无瘙痒，两颊部少许片状红斑，纳可，寐安，二便调，舌淡红，苔黄，脉细数，仍守上方15剂。另服复方甘草酸苷胶囊。

案例点评：患者周某，外用糖皮质激素后，面部皮疹好转，长期使用激素后停药，症状加重明显，面部皮肤潮红，毛细血管扩张，两颊部可见密集红斑、丘疹，部分融合成片，皮疹瘙痒，给予患者中医辨证论治，西医对症治疗，联合中医外治疗法综合治疗。本案患者存在明显的血分热毒，故选用皮炎汤加减。方中生地黄、牡丹皮、赤芍清热凉血，活血化瘀，此皆"治风先治血，血行风自灭"之意；黄芩、黄连清热燥湿，泻火解毒，凉血止血，主清上焦热；苦参清热燥湿，泻火解毒；白茅根凉血止血，清肺胃热；金银花、连翘辛散表邪，清热解毒而不伤阴；野菊花、蒲公英清解热毒，消痈散结；桑白皮泻肺平喘，主泻肺热，与黄芩配伍主清上焦火热；知母、浙贝母清热泻火，滋阴润燥，清肺胃与肌肤之热，泻火而不伤胃气；淡竹叶轻清透邪，除烦热利尿；冬瓜皮行水消肿；银柴胡清虚热，除疳热；生甘草解毒和中，调和诸药。全方共奏清解热毒，凉血止痒之功。

二诊时患者舌仍红，苔黄，但皮疹瘙痒好转，两颊部密集红斑、丘疹减轻，效不更方，嘱患者继续服用前方10剂。

三诊时患者面部皮疹已无瘙痒，仅有少许红斑，舌淡红，苔黄，脉细数，效不更方，继续服用前方15剂巩固疗效。

患者内服复方甘草酸苷胶囊。复方甘草酸苷胶囊可用于治疗湿疹、皮炎、斑秃，还能治疗慢性肝病，改善肝功能异常。复方黄柏液涂剂能清热解毒，消肿祛腐。适用于疮疡溃后，伤口感染，属阳证者。使用时将复方黄柏液浸泡纱布条外敷于感染伤口内或用注射器抽取本品进行冲洗。用量一般 10~20ml，每日 1 次。

本案患者外用膀胱经刺络拔罐放血疗法：使用安尔碘消毒背部膀胱经，待干燥后使用针灸针对准皮损局部进行密集针刺，刺激程度以局部略见潮红，微微出血为宜，针刺后以闪火法吸拔局部，留罐 10~15 分钟后取下，以稍出血为度，擦净残余血液。注意事项：①一般 5~7 天治疗 1 次，1 个月为 1 个疗程。②前次拔罐罐印未消退时，不宜在此部位重复拔罐。③留罐时间不宜过长，过长容易出现水疱。

案例 2

刘某，女，26 岁。

初诊时间：2017 年 5 月 1 日。

主诉：眼周起红斑、丘疹伴瘙痒 5 年余，加重 2 个月。

现病史：患者诉 5 年前于网上购买某眼霜，坚持每天外涂，日久眼周起红斑、丘疹，自行外用激素药膏 1 个月余，具体药名不详，用药后皮疹好转，停药后复发加重。后就诊于某县级医院及私人诊所，予多种药膏外用，具体药名不详，用药后皮疹时轻时重。2 个月前停用药膏后眼周皮疹复发加重，瘙痒剧烈，今为求进一步诊治，就诊我科门诊，纳可，寐欠安，二便调，舌红苔薄黄，脉弦数。

皮肤科专科情况：眼周可见较密集片状暗红色斑丘疹，局部可见色素沉着，上眼睑皮肤纹理增厚，眼周皮肤干燥脱屑。

西医诊断：激素依赖性皮炎。

中医诊断：面部激素药毒。

中医辨证：血热风燥证。

中医治法：疏风清热，凉血解毒。

处方：李氏自拟方。

防风 9g	蝉蜕 6g	黄芩 10g	玉竹 10g
牡丹皮 9g	蒺藜 10g	白茅根 15g	薏苡仁 10g
茜草 10g	紫草 9g	白鲜皮 12g	甘草 3g

7 剂，每日 1 剂，分早晚 2 次饭后 30 分钟温服。外用银翘三黄膏、复方黄柏液涂剂，服用甘草锌颗粒、盐酸西替利嗪滴剂。

二诊：服上方 7 剂后，患者眼周皮疹面积缩小，颜色较前变淡，伴干燥脱屑，舌红苔薄黄，脉弦数。处方如下。

处方：防风 9g　　　蝉蜕 6g　　　黄芩 10g　　　玉竹 10g

牡丹皮 9g　　蒺藜 10g　　白茅根 15g　　薏苡仁 10g

茜草 10g　　　紫草 9g　　　白鲜皮 12g　　甘草 3g

赤芍 10g　　　生地黄 10g　　桑白皮 10g　　桑叶 10g

7 剂，每日 1 剂，分早晚 2 次饭后 30 分钟温服。口服盐酸西替利嗪滴剂、复方甘草酸苷胶囊、润燥止痒胶囊。

三诊：服上方 7 剂后，患者眼周皮疹颜色较前变淡，瘙痒减轻，伴干燥脱屑，舌红苔薄黄，脉弦数。处方如下。

处方：防风 9g　　　蝉蜕 6g　　　黄芩 10g　　　玉竹 10g

牡丹皮 9g　　羌活 9g　　　白茅根 15g　　薏苡仁 10g

茜草 10g　　　紫草 9g　　　白鲜皮 12g　　甘草 3g

赤芍 10g　　　生地黄 10g　　桑白皮 10g　　桑叶 10g

栀子 10g

7 剂，每日 1 剂，分早晚 2 次饭后 30 分钟温服。口服盐酸西替利嗪滴剂、复方甘草酸苷胶囊、润燥止痒胶囊，外用复方黄柏液涂剂。应用中医特色耳穴割治法。

四诊：服上方 7 剂后，患者眼周皮疹颜色明显变淡，遗留色素沉着，瘙痒减轻，舌红苔薄黄，脉弦数。处方如下。

处方：防风 9g　　　蝉蜕 6g　　　黄芩 10g　　　玉竹 10g

牡丹皮 9g　　蒺藜 10g　　白茅根 15g　　薏苡仁 10g

水牛角 10g　　紫草 9g　　　白鲜皮 12g　　甘草 3g

赤芍 10g　　　生地黄 10g　　桑白皮 10g　　桑叶 10g

羌活 9g

7 剂，每日 1 剂，分早晚 2 次饭后 30 分钟温服。口服盐酸西替利嗪滴剂、复方甘草酸苷胶囊、润燥止痒胶囊。

案例点评：本案患者长期应用眼霜化妆品后产生依赖，加之外用多种药膏，停用后，皮疹加重。激素类药物辛燥、甘温，是助阳生热之品。长期使用激素，毒邪外侵肌肤腠理，精血耗损，卫外不固，风湿热毒内蕴，肌肤失去濡养，发为本病。综观舌脉症，四诊合参，辨证为血热风燥证。李领娥教授选用李氏自拟方加减。方中防风、蝉蜕疏风止痒，开发腠理，透解郁滞肌肤的风毒之邪而止痒，共为君药，此乃"痒自风来，止痒必先疏风"之意；蒺藜归肝经，有祛风止痒之效，白鲜皮苦寒，可清热燥湿，祛风解毒，二药合用，加强清热燥湿，祛风止痒之力；黄芩苦寒降泻，清热燥湿，泻火解毒，清除积聚于人体内的热毒；风湿热毒之邪易耗伤阴血，风湿热毒相搏于肌腠，浸淫血脉，恐致气血运行不畅，"治风先治血"，故佐以牡丹皮、白茅根、茜草、紫草凉血活血，清热解毒，息风止痒；在应用大量清热解毒之品后，恐伤阴，故加玉竹养阴，与牡丹皮配伍，清热之中兼顾养阴，能有效缓解红斑、瘙痒症状；同时配伍薏苡仁健脾渗湿兼防止苦寒之品伤胃；生甘草清热解毒，调和诸药。诸药合用，共奏疏风清热，凉血止痒之效。

二诊时，患者眼周皮疹面积缩小，颜色较前变淡，伴干燥脱屑。舌红苔薄黄，脉弦数。守上方，增加清热凉血之赤芍、生地黄，同时配伍桑白皮、桑叶，清泻肺热。

三诊时，患者眼周皮疹颜色较前变淡，瘙痒减轻，伴干燥脱屑。守上方，去祛风止痒之蒺藜，酌加栀子清热泻火，凉血解毒，加羌活引诸药上行，加强清热之功。

四诊时，患者眼周皮疹颜色明显变淡，遗留色素沉着，瘙痒减轻。守上方，去凉血活血之茜草，加苦寒之水牛角，取犀角地黄汤之意，加强清热凉血解毒之效。

本案患者眼周皮肤干燥脱屑，故选用银翘三黄膏滋润眼周。银翘三黄膏为院内制剂，由金银花、连翘、黄连、黄芩、黄柏、冰片、黄蜡、麻油等药物组成，黄蜡、麻油补虚调和诸药，兼调和药剂，使药膏柔软润滑，无板滞不舒。诸药合用，共奏清热燥湿、活血生肌之功。

患者眼周可见大片红斑、丘疹，伴瘙痒。故选用复方黄柏液涂剂清热解毒。复方黄柏液涂剂由黄柏、连翘、金银花、蒲公英、蜈蚣等组成，具有清热解毒、消肿祛腐的功能。

盐酸西替利嗪滴剂是选择性组胺 H_1 受体拮抗剂，能够有效缓解或阻止组胺引起的皮肤瘙痒症状。

复方甘草酸苷胶囊主要成分为甘草酸苷，化学结构与促肾上腺皮质激素相似，具有抗炎、抗过敏、免疫调节作用，对于变应性和非变应性皮炎都有一定疗效，且无激素的不良作用。

润燥止痒胶囊是由生地黄、何首乌、制何首乌、桑叶、苦参与红活麻组成，具有养血滋阴，祛风止痒之功。

中医学特色耳穴割治法是一种采用耳穴放血来治疗疾病的疗法，用消毒的手术刀片在选好的穴位上轻轻地划破皮肤使之微微渗血，通过刺激耳部穴位的方式，使该穴位在经络中的经气加快运行，从而达到调节人体经络的作用，并且达到祛病的功效。耳穴割治法具有调和人体气血运行，调整人体阴阳平衡，疏通人体经络，活血散瘀去滞，清实热，解毒凉血，消肿散结，醒脑提神，明目开窍，镇静安神止痛等作用。耳穴割治法的原理依据是针灸经络理论，按其操作手法应归于"刺络放血"的范畴。《灵枢·血络论》中称耳穴割治法为"刺络""启脉"，后世遂将其称为"刺络放血"，亦称为"刺血疗法"。它的治疗原则是"血实宜决之"及"泻热出血"。中医学认为，气血同时运行于脉中，濡润营养周身，以满足人体各项生命活动及生理功能的需要，人体气充血盛，并且运行正常，人类的生命活动才能正常，人体才能健康，如果人体的气血运行不畅，气不顺，血不调，人体就会产生各种疾病。正如《素问·调经论篇》所述："血气不和，百病乃变化而生。"刺络放血具有调和气血、疏经通络、活血散瘀等功效，能够推动气血正常运行，使血脉畅通而达到治病的目的。

第八节　瘾疹

瘾疹是一种皮肤出现红色或苍白色风团，时隐时现的瘙痒性、过敏性皮肤病。中医学文献中又称"赤白游风"，俗称"风疹块""风疙瘩"。本病的特点是皮肤上出现瘙痒性风团，发无定处，骤起骤退，消退后不留任何痕迹。任何年龄、季节均可发病，有15%~20%的人发生过本病，超敏性体质者发病多见。

本病相当于西医学的荨麻疹。

（一）病因病机

瘾疹的发生总由卫外不固，饮食不节，气血方虚所致。

（1）卫外不固：风寒、风热之邪侵袭，外邪与气血相搏于肌肤腠理之间，营卫失和而发病。

（2）饮食不节：过食辛辣腥膻发物，或肠道寄生虫，使肠胃积热动风，内不得疏泄，外不得透达，郁于皮毛腠理之间而发病。

（3）气血亏虚：气虚则卫外不固，易受风邪侵袭，血虚则肌肤失养，化燥生风，风邪阻滞肌肤腠理而发本病。

（二）临床表现

1. 寻常类型瘾疹

（1）可发生在身体的任何部位，或局限或泛发。

（2）皮损为红色或淡白色风团，多突然发生，大小不等，小如芝麻，大如蚕豆、核桃、手掌大小，常随搔抓而扩大、增多，有的融合成环状、地图状等多种形态。风团成批出现，时隐时现，持续时间长短不一，但一般不超过24小时，消退后不留任何痕迹，部分患者一天反复发作多次。

（3）自觉剧痒、烧灼或刺痛。

（4）部分患者可有怕冷、发热等全身症状。如侵犯消化道黏膜，可伴有恶心呕吐、腹痛、腹泻等症状。喉头和支气管受累时可导致喉头水肿及呼吸困难，有明显气闷窒息感，甚至发生晕厥。严重者可出现心率加快、呼吸急促、血压下降等过敏性休克症状。

（5）急性者病程在6周以内；慢性者可反复发作，迁延数月甚至数年。

2. 特殊类型瘾疹

（1）血管性水肿：发生在眼睑、口、阴部等组织疏松部位，局部肿胀，边缘不清，肤色或淡红色，表面光亮，无其他皮疹，多为单发，偶见多发。一般持续1~3天后逐渐消退，也有持续更长时间或反复发作者。常伴发喉头水肿，可能引起呼吸困难，甚至窒息死亡。

（2）皮肤划痕症：也称人工荨麻疹。表现为用手搔抓或用钝物划过皮肤后，沿划痕出现条状隆起，伴瘙痒，随后自行消退。可持续多年。

（3）寒冷性瘾疹：接触冷风、冷水、冷物后，暴露或接触部位出现风团或水肿性斑块。

（4）胆碱能性瘾疹：多见于青年，好发于运动、受热、情绪紧张、进热食及饮酒后，很快出现直径2~4mm大小的圆形丘疹性风团，多见于头皮、躯干上肢，自觉瘙痒、麻刺感或烧灼感，有时仅有瘙痒而无皮损。

（三）实验室检查

（1）过敏原点刺试验可检测吸入、食入过敏原。皮肤划痕症患者常出现假阳性结果，不宜做点刺试验。

（2）感染引起的瘾疹患者血白细胞总数升高，中性粒细胞升高。

（四）诊断要点

皮肤上出现瘙痒性风团，发无定处，骤起骤退，消退后不留任何痕迹。

（五）鉴别诊断

（1）水疥（丘疹性荨麻疹）：为散在的风团样丘疹，或风团上有水疱，瘙痒剧烈，数日后消退。

（2）荨麻疹性血管炎：多见于中年妇女，皮肤风团持续时间长，超过24小时，甚至数日不消退，风团触之有浸润感，消退后有色素沉着。常伴有不规则发热、关节疼痛，实验室检查可有低补体血症。其中风团持续时间长，消退后留痕迹是主要鉴别点。

（六）治疗

1. 辨证论治

（1）风寒束表证

主症：风团色白，遇冷或风吹则加重，得暖则减，伴恶寒怕冷，冬季多发，口不渴，舌淡红，苔薄白，脉浮紧。

治法：疏风散寒，调和营卫。

方药：桂枝麻黄各半汤加减。

加减：恶风者，加玉屏风散、荆芥；头痛、身痛者，加川芎、秦艽、桑枝。

（2）风热犯表证

主症：风团色红，灼热剧痒，遇热加重，得冷则减，可伴有发热，咽喉肿痛，舌质红，苔薄白或薄黄，脉浮数。

治法：疏风清热止痒。

方药：消风散加减。

加减：风团鲜红灼热者，加牡丹皮、赤芍；咽喉肿痛者，加玄参、金银花；瘙痒剧烈，夜寐不安者，加白蒺藜、生龙骨、生牡蛎。

（3）胃肠湿热证

主症：风团片大，色红，瘙痒剧烈，发疹的同时伴脘腹疼痛，恶心呕吐，神疲纳呆，大便秘结或泄泻，舌质红，苔黄腻，脉弦滑数。

治法：疏风解表，通腑泄热。

方药：防风通圣散加减。

加减：大便不成形者，去大黄、芒硝，加茯苓、白术；恶心呕吐者，加广半夏、竹茹；有肠寄生虫者，加乌梅、使君子、槟榔。

（4）气血两虚证

主症：风团色淡红或呈皮肤色，反复发作，瘙痒不甚，迁延不愈，常因劳累而发或劳累后加重，多伴有头晕乏力，失眠多梦，心悸气短，面容少华，舌质淡，苔薄，脉细弱。

治法：益气养血，祛风止痒。

方药：当归饮子加减。

加减：心烦失眠者，加炒酸枣仁、夜交藤、珍珠母；瘙痒较甚者，加何首乌、苦参。

2. 中成药

（1）荆防合剂（颗粒）：发汗解表，散风祛湿。适用于瘾疹风寒证。

（2）银翘解毒丸：疏风解表，清热解毒。适用于瘾疹风热证。

（3）防风通圣丸：解表通里，清热解毒。适用于瘾疹胃肠湿热证。

（4）八珍颗粒：补气养血。适用于慢性瘾疹气血两虚证。

（5）玉屏风颗粒：益气固表止汗。适用于瘾疹表虚不固证。

3. 外治法

（1）药物疗法

①荆芥、艾叶各 30~60g，煎水外洗。

②炉甘石洗剂外搽。

（2）非药物疗法

①针刺疗法：风团发于上半身者，取曲池、内关穴；发于下半身者，取血海、足三里、三阴交穴；发于全身者，取风市、风池、大椎、风门、肺俞等穴；脾胃不和者，取中脘、天枢、足三里穴；气血不足者，取膈俞、肝俞、脾俞穴。

②刺络放血疗法：有清泻血热作用，适用于荨麻疹急性发作。具体方法是用三棱针点刺委中、尺泽，出血 5~6 滴。

③耳穴压豆法：取肺区、脾区、神门、皮质下、肾上腺、交感等穴。用王不留行籽贴穴位，每日按压 3~4 次。

（七）预防及调摄

（1）本病重在预防，积极寻找和祛除诱因，调整胃肠功能，治疗慢性病灶，避免吸入或食入已发现的过敏物。

（2）患病期间要慎起居，调情志，避风邪，饮食宜清淡，忌食鱼腥虾蟹等海味，以及辛辣食物、酒等。

（3）注重锻炼身体，增强体质。

（八）病案举例

案例 1

张某，女，55 岁。

初诊时间：2017 年 12 月 8 日。

主诉：周身起红斑、风团伴瘙痒 6 年余，加重 3 天。

现病史：患者自诉 6 年前无明显诱因周身起红斑、风团伴瘙痒，骤起骤消，消退后不留痕迹，曾于各大省级医院治疗，诊断为"荨麻疹"，给予盐酸西替利嗪片、盐酸依巴斯汀胶囊口服，周身皮疹未见明显好转，3天前无明显诱因周身风团再发加重，骤起骤消，消退后不留痕迹，现周身未见明显皮疹，纳欠佳，自觉胃寒，喜食热食，寐安，二便调，舌淡红，苔白腻，脉细。

皮肤科专科情况：周身未见明显皮疹。皮肤划痕试验阳性。

西医诊断：荨麻疹。

中医诊断：瘾疹。

中医辨证：脾胃虚弱，表虚不固证。

中医治法：固表祛风，健脾化湿。

处方：玉屏风散合脱敏煎合五皮散加减。

黄芪 15g	白术 10g	桂枝 6g	茯苓皮 15g
陈皮 6g	冬瓜皮 15g	焦神曲 10g	炒麦芽 15g
炒谷芽 10g	蒺藜 10g	五味子 6g	炙甘草 3g
柴胡 6g	白芍 10g	白扁豆 10g	防风 10g

7剂，每日1剂，分早晚2次饭后30分钟温服。

二诊：服上方7剂后，患者瘙痒、周身红斑、风团好转，发作次数较前明显减少，胃纳一般，寐安，二便调，舌红，苔白厚，脉细，患者服药后症状好转，下一步仍守上方加减。

三诊：服上方7剂后，患者瘙痒、周身红斑、风团好转，发作次数减少，胃纳可，寐安，二便调，舌红，苔白厚，脉数，患者服药后症状好转，下一步仍守上方加减。

案例点评：本案患者张某在各大省级医院治疗后，周身皮疹未见好转，长期使用药物，停药后，症状加重明显，3天前无明显诱因周身风团再发加重，骤起骤消，消退后不留痕迹，皮疹瘙痒，给予患者中医辨证论治。本案患者存在明显的脾胃虚弱，表虚不固症状，故选用玉屏风散、脱敏煎、五皮散加减。

方中白术健脾，燥湿利水，与茯苓合用可补中焦脾胃加强健脾利湿之功；黄芪补气升阳，益卫固表，利尿消肿，与白术、防风配伍，以固表御邪；防风祛风解表，胜湿止痛；桂枝发汗解表，温经脉，助阳气，与白芍合用可调和营卫；白芍养血敛阴，柔肝止痛，平抑肝阳；冬瓜皮利水消肿；茯苓皮利水渗湿，健脾宁心；炒麦芽、炒谷芽行气消食，健脾开胃；焦神曲消食化积；柴胡疏肝解郁退热，升举阳气；五味子收敛固涩，益气滋肾，生津止渴，宁心安神；防风祛风解表，祛风湿止痛；白扁豆健脾化湿和中；蒺藜平肝疏肝，祛风明目止痒；炙甘草解毒和中，调和诸药。全方共奏固表祛风，健脾化湿之功。患者服此方7剂后，瘙痒症状好转，周身红斑、风团再发时较前减轻，发作次数较前明显减少。

二诊时患者诸症好转，舌苔仍白厚，嘱患者继续服用 7 剂，以观后效。三诊时患者诸症进一步好转，嘱患者继续服用，以观后效。

案例 2

翟某，女，28 岁。

初诊时间：2017 年 11 月 8 日。

主诉：周身起红斑、风团伴瘙痒 4 天。

现病史：患者诉 2 周前口服阿莫西林后周身起大小不等、形状不一的红斑、风团伴胸闷、胸痛，就诊于某市级医院，诊断为"荨麻疹"，予地塞米松肌内注射，氯雷他定片口服，皮损时消时现，瘙痒剧烈，今为求进一步诊治，就诊我科门诊。现部分风团已消退，双手、颈部仍红肿瘙痒，伴胸闷不适，平素饮食可，二便调，舌红，苔黄，脉数。

皮肤科专科情况：周身可见大小不等，形状不一红斑、风团，高出皮面，皮肤灼热刺痒，双手、颈部较重。

西医诊断：荨麻疹。

中医诊断：瘾疹。

中医辨证：风热外袭证。

中医治法：疏风止痒，清热凉血。

中药处方：五皮饮加减。

桑白皮 10g	冬瓜皮 15g	茯苓皮 15g	牡丹皮 10g
黄芩 10g	淡竹叶 10g	知母 10g	甘草 6g
苦参 6g	浮萍 10g	防风 10g	蝉蜕 6g
连翘 10g	金银花 15g	薏苡仁 15g	

3 剂，每日 1 剂，分早晚 2 次饭后 30 分钟温服。口服复方甘草酸苷胶囊、盐酸西替利嗪片。配合中医特色中药灌肠疗法（药物组成：马齿苋 30g、薏苡仁 30g）。

二诊：患者服药后胸闷、胸痛症状好转，仍起少量风团，发无定时，下一步仍守上方加减。

处方：桑白皮 10g	冬瓜皮 20g	茯苓皮 15g	牡丹皮 10g
黄芩 10g	淡竹叶 10g	知母 10g	甘草 6g
苦参 6g	浮萍 10g	防风 10g	蝉蜕 6g
连翘 10g	金银花 15g	薏苡仁 20g	

7 剂，每日 1 剂，分早晚 2 次饭后 30 分钟温服。口服复方甘草酸苷胶囊。

三诊：患者已无胸闷、胸痛症状，周身起少量风团，发无定时，寐差，下一步仍守上方加减。

处方：桑白皮 10g　　冬瓜皮 20g　　茯苓皮 15g　　牡丹皮 10g

　　　黄芩 10g　　　淡竹叶 10g　　合欢花 10g　　甘草 6g

　　　苦参 6g　　　浮萍 10g　　　防风 10g　　　蝉蜕 6g

　　　连翘 10g　　　金银花 15g　　薏苡仁 20g　　麦冬 10g

　　　五味子 6g　　　北沙参 10g　　炒酸枣仁 15g　合欢花 10g

7 剂，每日 1 剂，分早晚 2 次饭后 30 分钟温服。口服盐酸西替利嗪片。

四诊：患者自述仅夜间偶起风团，睡眠症状改善，下一步仍守上方加减。

处方：多皮饮合脱敏煎加减。

　　　桑白皮 10g　　冬瓜皮 20g　　茯苓皮 15g　　牡丹皮 10g

　　　黄芩 10g　　　淡竹叶 10g　　知母 10g　　　甘草 6g

　　　苦参 6g　　　浮萍 10g　　　防风 10g　　　蝉蜕 6g

　　　连翘 10g　　　金银花 15g　　薏苡仁 20g　　银柴胡 6g

　　　乌梅 10g　　　五味子 6g　　　炒酸枣仁 15g

7 剂，每日 1 剂，分早晚 2 次饭后 30 分钟温服。

案例点评：本案患者为青年女性，口服阿莫西林后周身起红斑、风团伴胸闷、胸痛，考虑为急性荨麻疹。由于风热外袭，症见风疹色红，成片，痛痒不止，治宜疏风清热。患者皮肤灼热刺痒，搔抓后立即起条索状抓痕，此为外风引动内风，治宜凉血清热。本案患者存在明显的风热，故李领娥教授选用多皮饮加减治疗。

方中桑白皮清上利下，肃降肺热，利水消肿；茯苓皮淡渗利湿，健脾调中；冬瓜皮利水消肿除湿，诸药合用，寓有以皮走皮之意，共奏清热利湿消肿之功，以达减轻红斑、风团之效；同时配伍淡竹叶、薏苡仁清热淡渗利湿，加强消肿之效；加入苦寒之品牡丹皮入血分，清实热而凉血，此为"治风先治血，血行风自灭"之意也；配防风、蝉蜕、浮萍、苦参祛风止痒；知母上能清肺润肺，中能泻胃生津，下能滋肾降火，与桑白皮配伍，能平和养阴，不燥不刚，虽泻而不伤及肺脏；黄芩苦寒降泻，尤善清泄中上二焦湿热及肺火，与桑白皮配伍，主清上焦火热；金银花、连翘清营解毒，清宣透邪，使入营分之邪热转出气分而解；甘草，调和诸药，并有防苦寒败胃之用。全方共奏疏风止痒，清热凉血之功。患者服此方 3 剂后，胸闷、胸痛症状好转。

二诊时，患者胸闷、胸痛症状好转，无其他不适，处方时加大冬瓜皮用量，继服 7 剂巩固疗效。

三诊时，患者无胸闷、胸痛症状，就诊时正值月经期间，故去知母，加用麦冬、五味子、北沙参，取生脉散之意以益气养阴，又因寐差，故加炒酸枣仁、合欢花，既疏肝养心，又益肝安神。

四诊时，患者自述仅夜间偶起风团，睡眠症状改善，经期已过，故去麦冬、北沙参、合欢花，加知母、银柴胡、乌梅，取脱敏煎之意。银柴胡味甘性凉，清热凉血；防风味辛甘性温，祛风胜湿；乌梅味酸性平，收敛生津；五味子味酸性温，敛肺生津，滋肾涩精；甘草味甘性平，清热解毒，调和诸药。五药配伍，寒热共济，有收有散，收者顾其本，散者祛其邪，阴阳并调。继服7剂巩固疗效。

复方甘草酸苷胶囊是以甘草中的活性物质甘草酸为主要成分的复方制剂，其有效成分为甘草酸苷，具有抗炎、抗病毒、抗变态反应和免疫调节作用，同时具有类激素样作用，而无类固醇样不良反应。可用于治疗湿疹、皮炎、斑秃，还能治疗慢性肝病，改善肝功能异常。

盐酸西替利嗪片为选择性组胺 H_1 受体拮抗剂。动物实验表明本品无明显抗胆碱和抗 5- 羟色胺作用，不易通过血 – 脑脊液屏障而作用于中枢 H_1 受体，临床使用时中枢抑制作用较轻。

中医特色灌肠疗法是将药液从肛门注入肠道的一种外治法。中医学认为，大肠有传化糟粕和吸收水液的作用，大肠在吸收水液的同时，可以将药物吸收入体内，且大肠吸收药物后可通过经脉上输于肺，肺通过朝百脉的功能将药物输布于全身，从而达到治疗疾病的目的。同时，药物经肠黏膜吸收入血，可减少药物对肝脏的影响，并提高药物的生物利用度。方中马齿苋性寒，味甘酸，具有清热解毒、利水祛湿、散血消肿、杀菌止痢、消炎止痛、止血凉血等功效。薏苡仁味甘淡，性凉，具有健脾渗湿、清热排脓、除痹、利水的功能。应用马齿苋、薏苡仁煎剂保留灌肠治疗急性荨麻疹，可以使药物直接作用于肠道，起到通腑泄热、解毒渗湿之功效。

第九节　日晒疮

日晒伤又称日光性皮炎，属中医学"晒疮""风毒肿"范畴，是由于强烈日光照射后，暴晒处皮肤发生的急性光毒性反应。

（一）病因病机

本病多因禀赋不耐，腠理不密，日光暴晒，阳热毒邪侵袭肌表，灼伤皮肤而发为红斑，甚则与内湿搏结形成水疱。

（二）临床表现

本病春夏季多见，好发于Ⅰ~Ⅲ型皮肤人群。皮损特点为日晒后数小时到10余小时内，暴露部位有边界清楚的鲜红斑，伴灼痛或刺痛。严重者可出现水疱、糜烂、破溃。日晒面积广时，可引起全身症状，如发热、畏寒、头痛、乏力等。部分患者在日晒后仅出现皮肤色素变化，即呈即刻或迟发性色素沉着晒斑。前者系紫外线A段和可见光引起，日晒后15~30分钟出现，数小时后消退，后者由紫外线B段引起，日晒后10小时出现，4~10天达到高峰，可持续数月。

（三）诊断与鉴别诊断

根据强烈日光暴晒史，暴露部位的皮损特点，本病易于诊断。本病应与刺激性接触性皮炎、烟酸缺乏症等病鉴别。

（四）治疗

1. 辨证论治

（1）热毒灼肤证

主症：皮肤弥漫性红斑、微肿，灼热、刺痒、微痛，重者伴身热，头痛，乏力，口干渴，溲短赤，舌质红，舌苔薄黄，脉数。

治法：清热解毒，凉血疏风。

方药：清营汤合桑菊饮加减。

加减：热甚者，加生石膏、栀子；烦渴者，加西瓜翠衣、生石膏、炒知母、天花粉。

（2）湿毒搏结证

主症：局部潮红、水肿，群集水疱及糜烂、渗液，烧灼疼痛，恶心纳差，头晕乏力，舌质红，舌苔黄或厚腻，脉滑数。

治法：清热除湿，凉血解毒。

方药：清暑汤加减。

加减：身热重者，加生石膏、炒知母、青蒿；水疱糜烂、渗液多者，加薏苡仁、绿豆、茵陈、土茯苓。

2. 中成药

（1）栀子金花丸：清热泻火，凉血解毒。适用于热毒灼肤证。

（2）金蝉止痒胶囊：清热解毒，燥湿止痒。适用于湿热内蕴伴见瘙痒者。

3. 外治

可用黄柏、苦参、马齿苋、紫花地丁、生地黄榆各 30g 煎水，待凉后，用药水敷洗患处，1 次 20 分钟，每日 1~2 次。

（五）预防及调摄

（1）避免暴晒：外出时注意遮阳防护，如使用宽边帽子、遮阳伞、太阳镜等。

（2）外用防晒剂：出门前 20 分钟使用全波段防护的防晒剂，即对 UVA、UVB、UVC 和红外线均有防护的防晒剂。一般外出 SPF15，户外工作者建议 SPF>30、PA>+++。出汗多或遇水时，需反复多次涂抹。

（3）避免食用黄泥螺、无花果、灰菜、磺胺类药物等易导致光敏感的蔬果和药物。

（六）病案举例

案例 1

初诊时间：2017 年 3 月 17 日。

主诉：面部、颈周起皮疹 5 年余，新起皮疹伴瘙痒 1 年。

现病史：患者面部、颈周起皮疹 5 年余，1 年前新起皮疹伴瘙痒，于当地医院就诊，诊断为过敏性皮炎，予"舒极膏"后颈部出现大片红肿。后注射针剂（具体药物不详），红肿减退。平素纳可寐安，大便稍干，每日 1 次。自述日光暴晒后皮肤易出现发红现象，自觉局部有灼热、刺痛感，舌红，苔黄，脉数。

皮肤科专科情况：面部基底潮红，眼周浮肿，颈周可见大片红斑和黄色透明渗出物，皮肤褶皱、抓痕、血痂明显。

西医诊断：日光性皮炎。

中医诊断：日晒疮。

中医辨证：血热毒蕴证。

中医治法：清热解毒。

中药处方：李氏自拟方加减。

防风 10g	蝉蜕 6g	玉竹 15g	生地黄 15g
白茅根 20g	黄芩 20g	蒲公英 20g	桑白皮 15g
紫草 9g	白鲜皮 12g	苦参 6g	马齿苋 15g
蜂房 6g	乌梢蛇 9g	甘草 6g	

共 7 剂，每日 1 剂，分早晚饭后 2 次温服。应用中医溻渍疗法（处方：马齿苋 30g、黄柏 30g、苦参 20g、野菊花 30g、蒲公英 30g）。

二诊：2017年3月22日。皮疹较前减轻，面、颈部皮肤基底潮红、红肿、渗出症状减轻但未愈，仍伴轻度瘙痒，舌红，苔黄，脉数。

处方：李氏自拟方加减。

防风 10g	蝉蜕 6g	玉竹 15g	生地黄 15g
白茅根 20g	黄芩 20g	蒲公英 20g	桑白皮 15g
紫草 9g	白鲜皮 12g	苦参 6g	马齿苋 15g
蜂房 6g	浮萍 10g	甘草 6g	知母 10g
地骨皮 10g			

共7剂，每日1剂，分早晚饭后2次温服。中医溻渍疗法（处方：马齿苋30g、黄柏30g、苦参20g、野菊花30g、蒲公英30g）。

案例点评：本案患者面部、颈周起皮疹，自行涂搽外用药物（舒极膏）后皮疹加重，诊断为"药物性日光性皮炎"。患者禀赋不耐，腠理不密，不能耐受日光暴晒，热毒侵袭，灼伤皮肤，暴露部位皮肤日晒后弥漫性潮红、肿胀，局部灼热、刺痛。热毒侵袭大肠，故见大便稍干。热邪炽盛，上蒸头面，故见面部基底潮红，眼周浮肿，颈周大片红斑。湿、热之邪客于皮肤肌表，引起皮肉间气血不和，浸淫四窜，故见瘙痒，黄水淋漓，抓痕、血痂明显。舌红、苔黄、脉数等均为湿热毒盛之象。诊断为血热毒蕴证，治以清热解毒凉血之法。方中黄芩、蒲公英、白茅根用量最多，黄芩、蒲公英均能清热泻火解毒，生地黄、紫草、马齿苋、白茅根清热凉血，生地黄入营血，治疗热毒侵袭证疗效较佳；防风、蝉蜕、白鲜皮、乌梢蛇均可祛风解毒，蝉蜕、紫草可解毒透疹。患者皮损干燥皲裂，故加入玉竹滋阴润燥，加少量甘草调和诸药，清热解毒。二诊时去乌梢蛇，加浮萍、知母、地骨皮。浮萍解表，能透疹止痒；因患者皮疹仍显潮红，加用地骨皮凉血除蒸退虚热；又因患者皮肤仍见干燥故加用知母滋阴润燥。

中医溻渍疗法取消散、疏解、涤荡之意，属于中医学外科"消"法，借助热力，促使皮下血管扩张，能有效改善局部血液循环，减少渗出，促进吸收。通过马齿苋、黄柏、苦参、野菊花、蒲公英等药物，透达腠理，起到清热解毒、利湿止痒的作用。通过辨证组方，药味少，药量大，功专力洪，药液直接作用于患处，使腠理开疏，药力直达病所，邪得以祛除，从而疮疡得愈。

第十节　风瘙痒

风瘙痒是指临床上无原发性皮损，而以瘙痒为主要症状的感觉神经功能异常性皮肤病。临床上可分为全身性与局限性两种。

本病与西医学"瘙痒症"相似。

（一）病因病机

本病由多种内外因素所致。

（1）禀赋不耐：素体血热，外邪侵袭，内外合邪，郁滞肌肤，不得疏泄，因而致痒。

（2）饮食不节：过食辛辣或嗜食腥发之物，脾失健运，湿热内生，熏蒸肌肤，发为瘙痒。

（3）久病体虚：气血不足，血虚生风，肌肤失养，而致本病。

（二）临床表现

1. 全身性瘙痒症

瘙痒开始即为全身性，或先由一处开始，继而波及全身。瘙痒常呈阵发性，夜间加重。瘙痒的时间久暂和程度轻重不一，饮用酒类、浓茶，或吃海鲜食物，情绪刺激，衣服摩擦，甚至某些暗示均可使瘙痒发作或加重。除瘙痒外，有时还伴有烧灼、蚁行等感觉。老年人因皮肤腺体功能减退，皮肤萎缩、干燥、粗糙，易泛发全身性瘙痒，称为老年瘙痒症。也有与季节关系明显者，如每逢冬季寒冷诱发瘙痒而至春季暖和缓解，或逢夏季瘙痒而至秋凉自愈，称为季节性瘙痒症。

2. 局限性瘙痒症

好发于肛门、阴囊、女阴部、小腿等部位。

（1）肛门瘙痒症：瘙痒一般局限于肛门及其周围皮肤，也可扩展累及会阴、阴囊。因反复搔抓，可致肛部黏膜及周围皮肤肥厚浸润，有辐射状皲裂、浸渍、湿疹等改变。

（2）阴囊瘙痒症：经常搔抓可致局部水肿、糜烂、渗液、抓痕、结痂、肥厚、色素改变或苔藓样变等。

（3）女阴瘙痒症：主要发生于大阴唇外侧，亦可累及小阴唇、阴阜及阴蒂周围。瘙痒为阵发性，夜间为甚，因长期搔抓，局部肥厚、浸润及苔藓样变常见。

（4）小腿瘙痒症：主要见于小腿伸侧，患鱼鳞病、静脉曲张或皮肤干燥者明显，可因寒冷刺激、裤腿太紧或用碱性洗剂太多而诱发。

3. 妊娠性瘙痒症

妊娠性瘙痒症为一种发生于孕妇的仅有皮肤瘙痒而无原发性皮损的皮肤病。

首次妊娠者发病率为 0.06%~0.43%，患者再次妊娠时发病率 47%。85% 患者是因雄激素增多引起的肝内胆汁瘀积所致。瘙痒多为弥漫性，大多数患者于妊娠末期发生。部分患者在发生瘙痒 2~3 周后出现黄疸，但产后黄疸很快消失。

（三）诊断要点

根据病史，初发时仅有症状而无皮疹，即可诊断为本病。同时要仔细询问病史，寻找病因，排除内脏疾患和肿瘤存在。

（四）鉴别诊断

本病应与虱病、疥疮等病鉴别。

（1）虱病：可有全身皮肤瘙痒，但主要发生在头部、肩胛部及阴部，并可找到虫或虱卵，有传染性。

（2）疥疮：好发于指缝、腕部、大腿内侧等皮肤薄嫩皱褶处，皮损有丘疱疹、小水疱，隧道一端可挑出疥螨。

（五）治疗

1. 辨证论治

（1）血虚风燥证

主症：多见于体质虚弱者及老年人，病程缠绵，痒无定处，入夜尤甚，皮肤干燥脱屑，舌质淡或者淡红，苔薄，脉细数或弦缓。

治法：养血润肤，疏风止痒。

方药：地黄饮子合当归饮子加减。

加减：年老体弱者，可重用党参、黄芪；顽固不愈，瘙痒症重者，加全蝎、地龙；伴有心烦失眠者，加莲子心、五味子、栀子或润肤丸。

（2）风湿蕴阻证

主症：剧烈灼痒，遇热加剧，得凉即安，心烦口渴，舌质红，苔黄腻或薄黄，脉弦滑或弦数。

治法：祛风燥湿，润肤止痒。

方药：消风散合四物汤加减。

加减：如湿重者，加用苍术、厚朴或除湿丸合用；病程长及顽固者，加用秦艽丸。

2. 外治法

（1）药物疗法：皮损有湿疹化者，可用三黄洗剂外搽，每日 4~5 次。

（2）非药物疗法：宜选用曲池、合谷、血海、足三里等穴，实证用泻法，虚证用补法，针刺得气后留针 30 分钟。每日 1 次，10 次为 1 个疗程。

（六）预防与调摄

（1）忌饮酒，少吃鱼、虾、蟹等动风发物，多吃蔬菜水果。

（2）内衣要柔软宽松，宜穿棉制品或丝织品，不宜穿毛制品。

（七）病案举例

案例 1

张某，男，61 岁。

初诊时间：2017 年 10 月 13 日。

主诉：周身皮肤瘙痒半年余，加重 1 周。

现病史：患者自诉半年前无明显诱因出现周身瘙痒，未见明显皮疹，自行间断口服氯苯那敏，周身瘙痒减轻，停药后偶有复发，1 周前无明显诱因周身瘙痒加剧，自行间断口服氯苯那敏后，周身瘙痒未见明显好转，现周身可见散在红斑、抓痕、血痂，周身皮肤瘙痒剧烈，皮疹遇风加重，偶有心烦，口渴，纳可，小便黄，大便正常，因瘙痒容易搔抓致醒，夜寐欠佳，舌质红，苔薄黄，脉细数。

皮肤科专科情况：周身可见散在红斑、抓痕、血痂。皮肤划痕试验阴性。

西医诊断：瘙痒症。

中医诊断：风瘙痒。

中医辨证：风热血虚证。

中医治法：清热凉血，养血散风止痒。

处方：止痒合剂合六味地黄汤加减。

白鲜皮 15g	生地黄 10g	黄芩 10g	牡丹皮 10g
首乌藤 15g	当归 10g	蒺藜 10g	防风 6g
茜草 10g	地肤子 10g	丹参 10g	山药 15g
茯苓 10g	山萸肉 10g	枸杞子 10g	甘草 6g

7 剂，每日 1 剂，分早晚 2 次饭后 30 分钟温服。口服氯雷他定片。外用川百止痒洗剂。

二诊：服上方 7 剂后，患者周身瘙痒症状好转，散在红斑已消退，皮疹遇风已无明显加重，已无心烦、口渴，纳可，夜寐欠佳，二便调，舌质红，苔薄黄，脉细数。口服氯雷他定片。处方如下。

处方：白鲜皮 15g	生地黄 10g	黄芩 10g	牡丹皮 10g
首乌藤 15g	当归 10g	蒺藜 10g	防风 6g

茜草 10g	地肤子 10g	丹参 10g	山药 15g
茯苓 10g	山萸肉 10g	枸杞子 10g	甘草 6g
苦参 10g			

三诊：服上方 7 剂后，患者周身已无皮疹及瘙痒，周身已无红斑，纳可，夜寐较前好转，二便调，舌淡红，苔薄黄，脉细数。口服氯雷他定片。处方如下。

处方：
白鲜皮 15g	生地黄 10g	黄芩 10g	牡丹皮 10g
首乌藤 15g	当归 10g	蒺藜 10g	防风 6g
茜草 10g	地肤子 10g	丹参 10g	山药 15g
茯苓 10g	山萸肉 10g	枸杞子 10g	甘草 6g
炒酸枣仁 10g			

案例点评：本案患者存在明显的风热、血虚，故选用止痒合剂合六味地黄汤加减。

方中生地黄、牡丹皮清热凉血，活血化瘀，此为"治风先治血，血行风自灭"之意；黄芩清热燥湿，泻火解毒，凉血止血；苦参清热燥湿，泻火解毒；白鲜皮、地肤子清热燥湿，祛风止痒；蒺藜疏肝平肝，祛风止痒；当归补血活血，血行风自灭；茜草清热凉血活血；丹参活血祛瘀凉血，除烦安神；茯苓、山药健脾补肾；山萸肉、枸杞子补肝肾；防风治疗一切风邪；首乌藤养血安神，祛风通络止痒。全方共奏清解凉血，养血祛风止痒之功。患者服此方 7 剂后，皮疹瘙痒好转，周身散在红斑消退。

二诊时患者舌仍红苔黄，皮疹瘙痒好转，余症状减轻，故加用苦参增强疗效，嘱患者继续服用 7 剂。

三诊时患者已无皮疹及瘙痒，但睡眠仍欠佳，舌淡红，苔黄，脉细数，故加用炒酸枣仁养血安神，继续服用 7 剂巩固疗效。

氯雷他定片用于缓解过敏性鼻炎有关的症状，如喷嚏、流涕、鼻痒、鼻塞以及眼部痒及烧灼感甚效。口服药物后，鼻和眼部症状及体征得以迅速缓解。本品亦能缓解慢性荨麻疹、瘙痒性皮肤病及其他过敏性皮肤病症状及体征。

外用川百止痒洗剂。川百止痒洗剂功能疏风止痒，燥湿解毒。适用于风邪外来，湿毒内蕴，腠理失和所致的皮肤瘙痒症。

案例 2

周某，男，70 岁。

初诊：2017 年 11 月 28 日。

主诉时间：周身皮肤瘙痒 1 年余，加重半个月。

现病史：患者诉 1 年前无明显诱因周身瘙痒，未见明显皮疹，自行口服氯雷他定，周身瘙痒减轻，停药后偶有复发，半个月前无明显诱因周身瘙痒加剧，自服氯雷他定后，周身瘙痒未见明显好转，现周身可见散在片状红斑、抓痕、血痂，周身皮肤瘙痒剧烈，遇风加重，偶有心烦，口渴，纳可，小便黄，大便正常，因瘙痒容易搔抓致醒，夜寐欠佳，舌质红，苔薄黄，脉细数。

皮肤科专科情况：周身可见散在红斑、抓痕、血痂。皮肤划痕试验阴性。

西医诊断：瘙痒症。

中医诊断：风瘙痒。

中医辨证：风热血虚证。

中医治法：清热凉血，养血散风止痒。

处方：止痒合剂合皮炎汤加减。

生地黄 10g	当归 10g	丹参 10g	首乌藤 15g
蒺藜 10g	白鲜皮 15g	苦参 6g	防风 6g
牡丹皮 10g	黄芩 10g	金银花 15g	知母 10g
茜草 10g	珍珠母 15g	茯神 15g	

7 剂，每日 1 剂，分早晚 2 次饭后 30 分钟温服。口服盐酸依匹斯汀胶囊、润燥止痒胶囊。配合中医特色刺络拔罐疗法。

二诊：服上方 7 剂后，患者周身瘙痒症状好转，散在红斑已消退，皮疹遇风已无明显加重，已无心烦、口渴，纳可，夜寐欠佳，二便调，舌质红，苔薄黄，脉细数。处方如下。

处方：生地黄 15g	当归 10g	丹参 10g	首乌藤 15g
蒺藜 10g	白鲜皮 15g	苦参 6g	防风 8g
牡丹皮 10g	黄芩 10g	金银花 15g	知母 10g
茜草 10g	珍珠母 15g	茯神 15g	连翘 10g
甘草 6g	地肤子 10g		

7 剂，每日 1 剂，分早晚 2 次饭后 30 分钟温服。口服盐酸依匹斯汀胶囊、润燥止痒胶囊。外用复方樟脑乳膏。配合中医特色刺络拔罐疗法。

三诊：服上方 7 剂后，患者已无瘙痒，周身已无红斑，纳可，夜寐较前好转，二便调，舌淡红，苔薄黄，脉细数。处方如下。

处方：生地黄 15g	当归 10g	丹参 10g	首乌藤 15g
蒺藜 10g	白鲜皮 15g	苦参 6g	防风 8g
牡丹皮 10g	黄芩 10g	金银花 15g	知母 10g
茜草 10g	珍珠母 20g	茯神 15g	连翘 10g

甘草 6g　　　　地肤子 10g

7 剂，每日 1 剂，分早晚 2 次饭后 30 分钟温服。口服盐酸依匹斯汀胶囊、润燥止痒胶囊。外用维生素 E 乳。配合中医特色刺络拔罐疗法。

案例点评：本案患者周某周身起皮疹伴瘙痒，遇风加重，纵观舌脉症，结合临床表现，给予患者中医辨证论治，西医对症治疗。本案患者存在明显风热、血虚，故选用止痒合剂合皮炎汤加减。

方中生地黄、牡丹皮、茜草、丹参清热凉血，活血化瘀，此为"治风先治血，血行风自灭"之意；患者为老年男性，考虑其气血虚弱，肝血不足，易生风化燥，故加用当归补血活血；首乌藤既可养血安神又可祛风通络、止痒，可谓一举两得；白鲜皮、苦参苦寒燥湿；蒺藜平肝疏肝；防风祛风止痒，诸药合用，加大止痒之力；因患者周身瘙痒剧烈，夜寐欠佳，故加珍珠母、茯神以安神定惊、养心安神；金银花清营解毒，清宣透邪，使入营分之邪热转出气分而解；配伍苦寒降泻之黄芩，加强清热燥湿、泻火解毒之功。全方共奏清解凉血，养血祛风止痒之功。患者服此方 7 剂后，皮疹瘙痒好转，周身散在红斑消退。

二诊时患者皮疹仍伴瘙痒，故加清热利湿之地肤子增强止痒疗效，加金银花配伍连翘，清营解毒，清宣透邪，使入营分之邪热转出气分而解。嘱患者继续服用 7 剂。

三诊时患者已无瘙痒，周身已无红斑，纳可，夜寐稍差，二便调，舌淡红，苔薄黄，脉细数，故加大珍珠母用量，加强安神之效，继续服用 7 剂巩固疗效。

老年皮肤瘙痒症初期多为外邪经皮毛入络脉而引起，此时邪伤尚浅，刺血拔罐能及早地祛邪于外，使邪有出路，不致内传。中医学认为瘙痒是风气存于血脉中的表现，即"风盛则痒"，刺血拔罐能活血理气，使血脉流通，则"风"气无所存留，无形之邪从有形之血排出体外，从而达到祛风止痒的目的。刺血拔罐疗法不仅可以用于实证，亦可用于虚证。

第十一节　顽癣

顽癣是一种淀粉样蛋白沉积于皮肤中而不累及其他器官的慢性皮肤病。本病的特点是出现质硬且粗糙的丘疹，密集成片，剧烈瘙痒。又称"松皮癣"。

本病相当于西医学"原发性皮肤淀粉样变"。

（一）病因病机

（1）内有蕴湿，外感风邪，风湿搏结，聚积于肌肤，局部气血运行不畅，肌肤失养而发病。

（2）年老气虚，血行乏力而瘀滞，或情志不畅，肝气郁结，气滞则血瘀，或瘀血不去，新血不生，日久肤失濡养，生风化燥而发病。

（二）临床表现

本病好发于青壮年男性，临床上以苔藓状、斑状、结节状及皮肤异色样淀粉样变为主。

（1）皮损多对称分布，初起为粟粒大褐色斑点，逐渐增至绿豆大的半球形丘疹，顶端圆形，呈浅褐色，质坚硬，表面有蜡样光泽，分布密集成片而不融合，常呈串珠状排列。皮损经长期搔抓，丘疹可融合成苔藓样变。

（2）好发部位与临床类型有关。如苔藓状淀粉样变是最常见的类型，多见于小腿侧伸；斑状淀粉样变，以背部肩胛间区褐色网状色素斑、表面粗糙不平呈疣状（似肥厚性扁平苔藓）为特点；结节状皮肤淀粉样变，也称淀粉样瘤，多见于耳后、面部，皮损为黄色或正常皮色的结节，此型罕见；皮肤异色样淀粉样变，好发于四肢，苔藓样丘疹，皮肤萎缩，毛细血管扩张，色素沉着及减退，多伴有光敏感，患者身体矮小，掌跖角化，多系常染色体隐性遗传。

（3）本病为慢性病，迁延不愈，中间可自行消退，但仍可复发。

（4）自觉瘙痒剧烈。

（三）实验室检查

（1）刚果红试验：为皮损不典型者的辅助诊断方法。将 1.5% 刚果红溶液 1ml 于皮损皮下注射，注射处皮肤呈弥漫性发红。24~48 小时后，周围正常皮肤色素被吸收，红色消退，皮损处呈红色，即刚果红试验阳性。

（2）血液检查：部分患者血常规、血脂、蛋白电泳及淋巴细胞转化试验可见异常，但对诊断本病价值不大。

（3）组织病理学检查：真皮乳头处及真皮上部局灶性无定形淀粉样蛋白团块沉积，苔藓状淀粉样变还可见表皮角化过度和棘层肥厚。

（四）诊断要点

根据典型的皮损、好发部位、剧烈瘙痒，结合刚果红试验阳性及特征性组织病理改变，本病不难确诊。

（五）鉴别诊断

（1）牛皮癣（神经性皮炎）：可见颈项、上眼睑、肘部多角形扁平丘疹，苔藓样斑片，瘙痒。其中好发部位、苔藓样斑片是主要鉴别点。

（2）紫癜（扁平苔藓）：肥厚性紫癜皮疹集聚，呈肥厚增殖性斑块，多见于胫前及踝部。

（六）治疗

1. 辨证论治

（1）风湿结聚证

主症：小腿伸侧皮疹肥厚粗糙，干燥，密集成片而不融合，可见抓痕，少量渗液及结痂，自觉瘙痒或麻木，舌质淡红，苔薄白，脉濡数。

治法：祛风利湿，活血软坚。

方药：四物汤加减。

（2）阴血亏虚证

主症：皮疹呈泛发倾向，瘙痒难忍，久病不愈，舌质淡红，少苔或无苔，脉细数。

治法：养血润肤，滋阴止痒。

方药：大补阴丸合当归补血汤加减。

2. 中成药

（1）血府逐瘀丸：活血化瘀，散结润肤。适用于原发性皮肤淀粉样变血瘀血燥证。

（2）大黄䗪虫丸：破血化瘀，通络散结。适用于原发性皮肤淀粉样变血瘀血燥证。

3. 外治疗法

（1）皮疹初起，瘙痒剧烈：选用苍肤水剂熏洗，或用苦参酒涂擦，每日2次。

（2）皮疹肥厚坚硬：选用止痒洗方熏洗，或用疯油膏、止痒药膏外涂，加热烘疗法，每日2次。

（3）选用癣病熏药方或子油熏药方，燃烟熏皮损处，温度以患者能耐受为度。每日1~2次，每次15~30分钟。

（4）体针：取曲池、血海、大椎、足三里、合谷、三阴交等穴，隔日针刺1次。

（5）梅花针：皮疹粗糙肥厚者用梅花针在患处叩刺，每日1次。

（七）预防与调摄

（1）减少对皮肤的物理刺激，如搓澡、摩擦等。

（2）皮疹处尽量避免搔抓、烫洗。

（3）忌食辛辣刺激发物。

（八）病案举例

案例 1

焦某，男，60 岁。

初诊时间：2018 年 11 月 8 日。

主诉：双小腿胫前、肩背部起皮疹伴瘙痒 11 年余。

现病史：患者自诉 11 年前无明显诱因，于双小腿、肩背部出现皮肤粗糙，在多家医院就诊，诊断为"皮肤淀粉样变"，经治疗无效（具体用药及剂量不详），今患者为求进一步诊治，就诊于我院门诊。刻下症见：双小腿胫前及肩背部起粟粒至绿豆大小圆形丘疹，密集成片，饮食、睡眠可，二便正常。

皮肤科专科情况：双小腿胫前、肩背部可见多发密集粟粒至绿豆大小圆形丘疹，形如圆锥，呈念珠状排列，大部分皮疹未融合，表面粗糙，皮色呈红褐色，搔抓后局部有苔藓样改变，可见抓痕血痂，舌红，苔白腻，脉数。

西医诊断：皮肤淀粉样变。

中医诊断：松皮癣。

中医辨证：湿热内蕴证。

中医治法：清热利湿。

中医外治：火针疗法。

处方：皮炎汤加减。

生地黄 10g	牡丹皮 10g	金银花 15g	连翘 10g
黄芩 10g	知母 10g	甘草 6g	白鲜皮 15g
地肤子 15g	茯苓 10g	白茅根 15g	薏苡仁 20g
丹参 10g	茜草 10g	蒺藜 10g	麦冬 10g
白芍 15g			

7 剂，每日 1 剂，分早晚 2 次饭后 30 分钟温服。

二诊：2018 年 11 月 19 日。患者服药后皮疹及瘙痒较前减轻。

处方：

生地黄 10g	牡丹皮 10g	金银花 15g	连翘 10g
黄芩 10g	知母 10g	甘草 6g	白鲜皮 15g

地肤子 15g　　　茯苓 10g　　　白茅根 15g　　　薏苡仁 20g

丹参 10g　　　茜草 10g　　　蒺藜 10g　　　白芍 15g

7剂，每日1剂，分早晚2次饭后30分钟温服。

三诊：2018年12月3日。患者服药后肥厚性皮疹较前变薄，红斑颜色变淡，上背部及双下肢呈暗褐色，但触之皮损明显变轻，自觉光滑，舌红，苔白，脉数，睡眠变差。

处方：生地黄 10g　　　牡丹皮 10g　　　金银花 15g　　　连翘 10g

黄芩 10g　　　知母 10g　　　甘草 6g　　　白鲜皮 15g

地肤子 15g　　　茯苓 10g　　　白茅根 15g　　　薏苡仁 20g

丹参 10g　　　茜草 10g　　　蒺藜 10g　　　麦冬 10g

白芍 15g　　　首乌藤 15g

7剂，每日1剂，分早晚2次饭后30分钟温服。

四诊：2018年12月18日。服用上方7剂后，患者皮疹明显变薄，近几日咽部不适，舌红，苔白，脉数。

处方：生地黄 10g　　　牡丹皮 10g　　　金银花 15g　　　连翘 10g

黄芩 10g　　　知母 10g　　　甘草 6g　　　白鲜皮 15g

地肤子 15g　　　茯苓 10g　　　白茅根 15g　　　薏苡仁 20g

丹参 10g　　　茜草 10g　　　蒺藜 10g　　　麦冬 10g

白芍 15g　　　首乌藤 15g　　　桔梗 10g

案例点评：本案患者因脾失健运，痰湿内生，又因气血失于调达，肌肤失养，腠理不密，风淫于外，与痰湿搏结肌肤，阻滞络脉，聚而成形，故见皮肤肥厚粗糙，丘疹坚硬密布而瘙痒。处方以皮炎汤加减。方中生地黄、牡丹皮、丹参清营卫、散瘀化斑；同时加用茜草、白茅根清热凉血；知母清肺胃与肌肤之热，泻火除烦而不伤胃气；金银花、连翘辛散表邪，清热解毒而不伤阴；生甘草解毒和中。综观全方，取其白虎汤化斑之意，类清瘟败毒饮之功，具有清营凉血、泄热化毒、化斑保津之用。同时加用白鲜皮、地肤子解毒燥湿，祛风止痒。白芍养血柔肝，配合蒺藜疏肝和血，祛风止痒。茯苓、薏苡仁健脾利湿。

二诊时患者皮疹较前减轻，睡眠差，加首乌藤养血和血。

三诊时患者皮疹较前好转明显，脾胃未见不适，故加大清热凉血之生地黄剂量。

四诊时患者未诉不适，且皮疹好转，加桔梗治疗患者咽部不适。

李领娥教授治疗皮肤淀粉样变经验：针对皮肤淀粉样变，辨证始终抓住"毒""湿""热"。治疗时加入舒筋活络的鸡血藤强筋骨，配除湿、利关节的土茯苓，从而收到疹退痒减的效果。配合二陈汤燥湿健脾化痰，使胶结之痰瘀，逐日化解，加浙贝母、白芥子、海藻、昆布以化沉痼之痰；加泽兰、山楂、莪术、三棱助化瘀之功；加桑枝、蒺藜疏风通络止痒；若瘙痒剧烈，可加乌梢蛇、秦艽、钩藤、夜交藤、茯神；若久病兼虚，可加黄芪、党参以补气扶正；若皮肤顽厚，可加水蛭、虻虫、生大黄。

本案患者外用火针疗法：患者取合适体位，充分暴露皮损位置，选取皮损粗糙部位及丘疹隆起明显处，常规消毒皮肤，一手持酒精灯，另一手拇、食、中指持火针，置针尖于火焰外焰，直至针体发红，垂直快速刺入皮损处，迅速出针，针刺深浅根据皮损厚薄而定（一般不超过皮损基底部），间距 0.5~1.0cm，皮肤肥厚明显处间距约 0.3cm。1 周 1 次，治疗 4 周为 1 个疗程。注意事项：①治疗前消除患者恐惧心理。②治疗后 24 小时避免接触水，防止感染。③待痂皮自行脱落为宜。切忌治疗后用手搔抓。

第十二节　白疕

白疕是一种易于复发的慢性炎症性皮肤病。因肤如疹疥，搔抓起白皮而得名。中医学文献中又称"松皮癣""干癣""白壳疮"等。本病的特点是在红斑上有多层银白色鳞屑，刮去鳞屑可见露水珠样出血点，病程长，反复发作，不易根治。本病好发于青壮年，男性多于女性，大多数患者冬季发病加重，夏季减轻。可有家族史。

本病相当于西医学的银屑病。

（一）病因病机

本病总由营血亏损，血热内蕴，生风化燥，肌肤失养而成。初起多由血分有热，或湿热蕴积，复感外邪，致营卫不和，气血失调，郁于肌表而成。病久或因邪郁化火，耗伤阴血，气血失和，或化燥生风，肌肤失养，或脉络阻滞，气血凝结而致。此外，饮食不节、肝肾亏损、冲任失调等亦可导致营血亏虚。还可因治疗不当，兼感毒邪，或邪郁日久，燥热成毒，热毒入于营血，内侵脏腑，气血两燔而致。

（二）临床表现

根据银屑病的临床特征分为寻常型、脓疱型、关节型和红皮病型。其中寻常型占 99% 以上，其他类型大多由寻常型转化而来。外用刺激性药物，系统使用糖皮质激素、免疫抑制剂过程中突然停药，感染及精神压力等均可诱发。

1. 寻常型银屑病

寻常型银屑病是临床最常见的一型。皮损好发于四肢两侧、头皮，对称分布。初起为边界清楚的粟粒至绿豆大小的红色丘疹、斑丘疹，皮疹逐渐增多、扩大或融合成斑块，表面覆盖有较厚的银白色鳞屑。鳞屑容易刮除，刮除后可见淡红色发亮的半透明膜，称为薄膜现象。刮除薄膜后可见露珠样小出血点，称点状出血现象。银白色鳞屑、薄膜现象和点状出血现象是本病的特征性表现，具有诊断价值。本病皮疹形态多样，如点滴状、钱币状、地图状、回状、蛎壳状等。头皮皮损鳞屑较厚，头发呈束状（束状发）；甲板受累常有"顶针状"凹陷，可增厚，失去光泽，甚至脱落；黏膜损害常见于龟头、包皮内侧，为边界清楚的淡红色或灰白色浸润斑，刮之见银白色鳞屑及点状出血。本病病程长，可持续数年至数十年，病情可反复发作。

根据病情发展可分为3期：①进行期：新皮疹不断出现，原有皮损不断扩大，鳞屑增厚，炎症明显，周围有红晕，外伤、针刺、搔抓、手术等损伤可致受损部位出现典型的银屑病皮损，称为同形反应。②静止期：基本无新皮疹出现，旧皮疹也无明显变化，病情稳定。③消退期：炎症渐消退，皮疹颜色变浅，鳞屑变薄，皮疹逐渐缩小，愈后留有色素沉着斑或色素减退斑。一般上肢、躯干皮疹消退较快，下肢、头皮皮疹消退较慢。

2. 脓疱型银屑病

脓疱型银屑病分为泛发性和局限性两种。

（1）泛发性脓疱型银屑病：急性发病，伴高热、全身不适、乏力及关节肿胀。全身各处均可发疹，但以四肢及皱襞部多见，在寻常型银屑病的基本损害上，出现水肿性红斑，其上见密集的针尖至粟粒大小的黄白色无菌小脓疱，可融合成"脓湖"。口腔黏膜可见集簇或多数散在小脓疱，指（趾）甲可出现肥厚、浑浊、脱落，常伴有沟状舌。病程可达数月或更久，大多数呈周期发作。患者也可因继发感染全身衰竭而死。

（2）局限性脓疱型银屑病：皮疹局限于手掌及足跖部，对称分布。掌部首先出现于大小鱼际处，足跖好发于跖中部及内侧，在对称性红斑上很快出现粟粒大小的脓疱，疱壁厚不易破裂。1~2周后脓疱干涸、结痂、脱屑，鳞屑下常再出现成群的新脓疱，自觉痒痛，反复发作，时轻时重，经久不愈。甲板受累可出现点状凹陷、横沟、纵嵴、浑浊、肥厚、剥离，严重者甲下积脓。身体其他部位常可见银屑病皮疹。

3. 关节型银屑病

关节型银屑病常继发于寻常型银屑病或其多次反复恶化后，或与脓疱型、红皮病型银屑病并发。除银屑病皮疹外，可出现关节病变，与皮损可同时或先后出现。任何关节均可受累，手、腕、足等小关节，特别是指（趾）末端关节多见，也可累及肘膝、骶髂、脊柱等大关节。受累关节可红肿疼痛、晨僵、活动受限及畸形，甚至强直。病程缓慢，呈进行性发展，但类风湿因子常阴性，X线检查提示软骨消失、骨质疏松、关节腔狭窄伴不同程度关节侵蚀和软组织肿胀。

4. 红皮病型银屑病

红皮病型银屑病是较少见的一种银屑病。常因治疗不当引起，如寻常型银屑病进行期患者外用刺激性较强的或不适当的药物，或长期大量应用糖皮质激素后减量过快或骤然停药，或见于泛发性脓疱型银屑病脓疱消退过程中。表现为全身皮肤弥漫潮红、浸润、肿胀，表面覆有大量鳞屑，不断脱落。皮疹间可出现小片正常皮肤（称"皮岛"），手足可见整片角质剥脱。指（趾）甲浑浊、肥厚、变形，甚至脱落。口鼻黏膜充血，伴畏寒、发热、头痛等全身不适症状，浅表淋巴结肿大。病程较长，常复发。

（三）实验室检查

（1）脓疱型银屑病病程较长者，可出现白细胞总数增高、低血钙、血沉增快等。

（2）关节型银屑病患者可有血钙低、血沉增快，X线检查示软骨消失、骨质疏松、关节腔狭窄伴不同程度关节侵蚀和软组织肿胀，类风湿因子阴性。

（3）红皮病型银屑病患者可出现白细胞总数增高、低蛋白血症。

（四）诊断要点

（1）寻常型银屑病：①好发于四肢两侧、头皮。②皮疹特点：复层银白色鳞屑性斑丘疹或斑块，伴有薄膜现象和点状出血。③慢性病程，夏轻冬重，反复发作，特殊的病理改变可以诊断。

（2）脓疱型银屑病：在寻常型银屑病基础上出现特征性小脓疱、脓湖，反复发作。

（3）关节型银屑病：银屑病皮疹和先后发生的关节炎，类风湿因子阴性。

（4）红皮病型银屑病：银屑病病史，全身弥漫潮红、脱屑。

（五）鉴别诊断

（1）脂溢性皮炎：应与头皮银屑病鉴别。皮疹边缘不清的红斑，鳞屑薄，呈黄色油腻性，毛发可稀疏、细软、脱落，但无束状发。

（2）二期梅毒：有不洁性交史，典型皮损为掌跖部铜红色、浸润性斑疹或斑丘疹，梅毒血清反应阳性。

（3）玫瑰糠疹：好发于躯干及四肢近端，多数为椭圆形小斑片，皮损长轴与皮纹走行一致，鳞屑细薄。病程数周，愈后不易复发。

（4）扁平苔藓：紫红色多角形扁平丘疹，表面有蜡样光泽，可见网状纹理，黏膜常受累，组织病理有特征性改变。

（5）毛发红糠疹：在红斑周围常能见到毛囊角化性丘疹，鳞屑少，中心有毳毛穿过，第一、二指节背面多发。

（六）治疗

1.辨证论治

（1）血热内蕴证

主症：多见于进行期。皮疹不断增多，疹色焮红，鳞屑较多，瘙痒明显，常伴有怕热，心烦，口渴，小便黄赤，大便干燥，舌质红，苔薄黄或腻，脉弦或滑数。

治法：疏风清热，凉血消斑。

方药：消风散合犀角地黄汤或口服复方青黛丸。

（2）血虚风燥证

主症：多见于静止期。病情稳定，皮疹不再扩大，基本无新疹出现，旧疹不见消退，或逐渐缩小，皮疹色淡红，皮肤干燥，瘙痒，可伴有头昏眼花，面色无华，舌质淡红，苔薄白，脉沉细。

治法：养血，祛风，润燥。

方药：当归饮子加减。

（3）瘀滞肌肤证

主症：多见于静止期或退行期。皮疹肥厚浸润，色暗红，呈斑块状或地图状，或见色素沉着，肌肤甲错，时有瘙痒，病程长，反复发作多年，经久不愈，舌质紫暗，或有瘀斑，脉涩或细缓。

治法：活血化瘀，养血润燥。

方药：桃红四物汤加减。

（4）湿热蕴结证

主症：多见于脓疱型银屑病。皮疹好发于皱襞（腋窝、腹股沟）部位，红斑浸渍糜烂，痂屑黏厚，或掌跖部有脓疱，阴雨季节加重，伴胸闷纳呆，神疲乏力，肢沉，或带下增多、色黄，舌苔薄黄腻，脉濡滑。

治法：清热利湿。

方药：萆薢渗湿汤加减。

（5）风湿寒痹证

主症：多见于关节型银屑病。皮疹红斑不鲜，鳞屑色白而厚，抓之易脱，伴关节肿痛，活动受限，严重者僵硬畸形，舌淡，苔白腻，脉濡滑。

治法：祛风除湿，活血通络。

方药：独活寄生汤加减。

（6）火毒炽盛证

主症：多见于红皮病型银屑病或脓疱型银屑病。全身弥漫性潮红，皮肤灼热，大量片状脱屑，或泛发密集小脓疱，伴壮热、口渴，便干溲黄，心烦，舌红绛，苔薄或无苔，脉滑数。

治法：清热解毒，清营凉血。

方药：黄连解毒汤合犀角地黄汤。

2. 中成药

（1）复方青黛胶囊（丸）：清热解毒，消斑化瘀，祛风止痒。适用于白疕血热内蕴证。

（2）清开灵注射液：清热解毒，化痰通络。适用于白疕血热内蕴证、火毒炽盛证。

（3）丹参注射液：活血化瘀，清心安神。适用于白疕气血瘀滞证、血虚风燥证。

（4）龙胆泻肝丸：清肝胆，利湿热。适用于白疕湿毒蕴阻证。

（5）复方甘草酸苷片：抗炎、免疫调节。适用于白疕肝功能不全者。

（6）雷公藤多苷片：祛风解毒，除湿消肿，舒筋活络，有抗炎及抑制细胞免疫和体液免疫等作用。适用于关节型、脓型、红皮病型白疕。

3. 外治法

（1）药物疗法

①药膏：皮疹不断增多、疹色焮红、皮肤灼热、脓疱密集、浸渍糜烂者属病情进行期，可用安抚保护剂，禁用刺激性较强的药物，如黄连软膏及雄黄膏。对于皮疹肥厚浸润、色暗红、鳞屑色白而厚者，属于静止期或退行期，可给予10%硫黄膏或10%黑豆馏油软膏等。

②药浴：苦参、麦冬、桃叶各200g，加水5000ml，煮沸30分钟。适温洗浴。

（2）非药物疗法

①体针疗法：主穴取大椎、肺俞、曲池、合谷、血海、三阴交。配穴：头面部配风池、迎香、颧髎，上肢配支沟，下肢配足三里、丰隆。

②穴位注射：主穴取肺俞，配穴取曲池、足三里。常用药物为当归注射液、丹参注射液。

③放血疗法：在患者十二夹脊穴处常规消毒后，以三棱针点刺放血1~2滴，隔日1次，1周为1个疗程。

④皮肤针治疗：用皮肤针均匀有力地弹叩皮损处，先轻后重至皮肤潮红或微量出血。隔日1次，10次为1个疗程。

⑤光疗法：可采用窄波紫外线B段照射或补骨脂素光化学疗法。

⑥水疗：水浴、糠浴、焦油浴、矿泉浴及中药浴。

（七）预防与调摄

（1）解除思想负担，保持乐观情绪，树立战胜疾病的信心。

（2）注意预防上呼吸道感染。

（3）避免物理、化学物质和药物的刺激，防止外伤和滥用药物。

（4）忌食辛辣食物及酒，少食脂肪肉类，多食新鲜蔬菜水果及豆制品。

（八）病案举例

张某，女，52岁。

初诊时间：2017年3月28日。

主诉：周身起红斑、鳞屑伴瘙痒10年，加重1个月。

现病史：患者诉10年前无明显诱因，四肢及腹部出现点滴大小红色丘疹，后逐渐扩大成片，上覆盖银白色鳞屑，于多家医院就诊，诊断为"银屑病"，给予复方甘草酸苷胶囊口服，外用"哈西奈德溶液""达力士"等，曾有好转，但于每年冬春季节加重。近1个月以来，四肢及躯干皮疹复发加重，伴瘙痒不适，纳可寐安，小便可，大便1天1次，不成形。否认家族遗传史。

皮肤科专科情况：躯干部及四肢散在大片红斑，上覆盖较厚银白色鳞屑，刮之可出现薄膜及点状出血现象，舌红，苔黄腻，脉数。

西医诊断：银屑病。

中医诊断：白疕。

中医辨证：血热证。

中医治法：清热凉血，解毒消斑。

中医外治：中药涂擦青黛膏（科内自制），中药药浴疗法（处方牡丹皮30g，白鲜皮 30g，紫草 20g，蒲公英 30g，侧柏叶 20g，知母 20g）水煎外洗，7 剂。

处方：凉血解毒汤加减。

处方：柴胡 9g　　　赤芍 12g　　　麸炒枳壳 9g　　羌活 10g
　　　防风 10g　　　荆芥 10g　　　生地黄 15g　　黄芩 15g
　　　蒲公英 20g　　牡丹皮 10g　　蒺藜 10g　　　蜂房 6g
　　　土茯苓 20g　　甘草 3g

5 剂，免煎冲剂，每日 1 剂，分早晚 2 次饭后 30 分钟冲服。口服凉血止痒丸、复方甘草酸苷胶囊。

二诊：2017 年 4 月 3 日。服上方 5 天后，患者自述肥厚皮损部分变薄，瘙痒较前减轻，且未见新起皮疹，服药后未见不适症状，随症加减，处方凉血解毒汤合龙胆泻肝汤加减。

三诊：2017 年 4 月 17 日。患者中间停药近半个月，下肢皮损仍较肥厚，瘙痒较前减轻，服药后未见不适症状。下一步去掉葛根。针对下肢肥厚皮损，加入忍冬藤 20g、牛膝 9g。口服凉血止痒丸、复方甘草酸苷胶囊。

案例点评： 本案患者一诊给予养血解毒汤，共奏清热凉血解毒的功效。同时给予荆防败毒散，取其搜风顺气之功效。患者皮肤损害鲜红、面积较大，重用生地黄、赤芍、牡丹皮以清热凉血；伴瘙痒故加刺蒺藜、防风，防风可用于治疗多种皮肤病；皮损由点滴状丘疹扩大而成斑片状，表面鳞屑较多，皮疹以躯干部位较重，故加荆芥、防风；土茯苓、蜂房散风除湿解毒；甘草清热解毒，调和诸药；柴胡为引经药，入肝胆经；黄芩苦寒而燥，具有较强的清热作用，配伍柴胡以疏透外入少阳之邪，共奏和解少阳之效；麸炒枳壳作用较缓和，长于行气开胸，宽中除胀；蒲公英苦甘性寒，功善清泄热毒；羌活辛散祛风，味苦燥湿，有较强的祛风湿作用。

二诊时患者诉瘙痒较前减轻，上肢皮损好转，故去羌活、防风、荆芥。本案患者病程日久，肌肤失养，皮损多呈斑块状或蛎壳状，鳞屑厚重干燥，故加用龙胆泻肝汤清泄肝胆实火。

三诊时患者中间停药半个月，下肢皮损仍较肥厚，考虑患者头部皮损较前减轻，故去掉葛根。针对下肢肥厚皮损，加入忍冬藤 20g、牛膝 9g。其中忍冬藤为金银花的茎枝，功能清热解毒，疏风通络。朱震亨云："牛膝能引诸药下行。"《神农本草经疏》："牛膝，走而能补，性善下行。"银屑病下肢较重者常用牛膝。

中药涂擦疗法：用棉签、棉球或纱布等蘸取药膏少许，轻搽患处，薄涂患处局部。每日 1~2 次，1 周为 1 个疗程。注意事项：①避免将药物涂抹在正常皮肤上，防止产生刺激。②随时注意药物的反应，一旦发生过敏及时停药。

中药药浴疗法：选用中草药煎成药汁，滤渣倒入浴盆内，待温度合适后，帮助患者以浸泡或沐浴方式浸洗全身，时间为 30 分钟左右，然后帮助患者出浴盆，擦干全身，穿衣服后稍歇片刻后离开。注意事项：①操作前向患者做好解释工作，以取得患者配合。②药液温度以 39~42℃为宜。湿敷频率以每日 1 次或隔日 1 次为宜。每次药浴时间以 30 分钟为宜。③严格掌握患者药物过敏史，避免使用患者过敏的药物。若出现苍白、红斑、水疱、痒痛等症状时，应当立即停止治疗，并对症处理。④所用物品需清洁消毒，每人一份，避免交叉感染。⑤中度以上高血压病史、心脏功能不全者、有严重哮喘病者慎用。⑥孕妇及女士月经期间避免使用。本案患者属于血热型银屑病，故以清热凉血药物进行治疗。其中紫草凉血祛斑，与凉血之牡丹皮共用清血分热毒；蒲公英、知母清热解毒；侧柏叶凉血止血、祛风消肿散毒，现代研究表明，侧柏叶的主要成分柏木脑、黄酮醇类成分具有抑菌、扩血管、促进毛发再生、抗炎、抗肿瘤的功效；白鲜皮功能清热燥湿、杀虫止痒，风去而痒止，大大增加止痒之效。

第十三节　红蝴蝶疮

红蝴蝶疮是一种累及皮肤及全身多脏器、多系统的自身免疫性疾病。根据病程中的不同阶段分别属于中医学"阴阳毒""温毒发斑""温病发斑""日晒疮""痹证""水肿""心悸"等范畴。本病为病谱性疾病，临床常见盘状红蝴蝶疮和系统性红蝴蝶疮。盘状红蝴蝶疮的特点是面部有蝶形盘状红斑，病变呈慢性局限性。系统性红蝴蝶疮的特点是除面部蝶形水肿性红斑等皮肤损害外，常累及全身多脏器、多系统，病变呈进行性发展，预后较差。本病男女皆可发病，女性患者占绝大多数，发病年龄多在 15~40 岁。

本病相当于西医学的红斑狼疮，包括盘状红斑狼疮、亚急性皮肤红斑狼疮、系统性红斑狼疮。

（一）病因病机

本病总由先天禀赋不足，肝肾亏损，加上阳光暴晒、药毒内侵、六淫侵袭，导致热毒入里，阴阳失调，脉络瘀阻，内伤于脏腑，外伤于肌肤而发病。热毒蕴结肌肤，上泛头面，则发生皮肤损害。热毒内传脏腑，瘀阻于肌肉、关节，则发生脏器、关节损害。

（1）热毒炽盛，燔灼营血，引起急性发作，出现红斑、高热。毒热瘀滞，阻隔经络，出现肌肉酸楚、关节疼痛。

（2）病程中期或亚急性期邪热不甚，阴液已伤，阴不制阳，导致阴虚火旺，或久热耗气伤阴，气阴两伤，或经脉阻滞，气滞血瘀，从而出现诸多症状。

（3）病程后期阴损及阳，脏腑功能受损，出现心阳不足，水气凌心，或邪热入肝，肝风内动，或脾肾阳虚，水湿泛滥，气化失权等错综复杂的症状。

本病常虚实互见，寒热交错，变化多端。六淫侵袭、劳倦内伤、七情郁结、妊娠分娩、日光暴晒、内服药物等都可成为发病的诱因。本病最后还可因毒热内攻，五脏俱虚，气血瘀滞，阴阳离决而死亡。

（二）临床表现

1. 盘状红蝴蝶疮

（1）好发于面部，尤以两颊、鼻背为甚，其次为头皮、耳廓、口唇、手背等处。皮损超出头面部范围时称为播散性盘状红蝴蝶疮。

（2）皮损为暗红色斑块，呈圆形或不规则形，边界清楚，边缘略高起，中央轻度萎缩，形如盘状，表面覆有黏着性鳞屑，鳞屑下有角质栓，嵌入毛囊口内，伴毛细血管扩张。两颊部和鼻部的皮损可互相融合呈蝶形。皮损中央逐渐萎缩，色素减退，周围有色素沉着。

（3）黏膜常累及，以下唇多见，表现为红斑鳞屑，甚至可发生糜烂、溃疡。

（4）一般无明显自觉症状，或有轻度灼热瘙痒感。

（5）少数患者可有乏力、低热、关节痛等全身症状。

（6）病程缓慢，预后较好。头部皮损可导致永久性脱发，经久不愈的皮损可继发癌变。低于 5% 的患者可转变为系统性红蝴蝶疮。

2. 亚急性皮肤红蝴蝶疮

（1）好发于光照部位如面部、颈前 V 型区、上肢伸侧、躯干上部等。

（2）有两种特征性皮损，环形红斑型和丘疹鳞屑型。环形红斑型皮损为环形、多环形、半环形暗红色浸润斑，中心皮肤正常。丘疹鳞屑型为红色丘疹和斑疹，表面有鳞屑，鳞屑较明显时呈银屑病样。愈后不留皮肤萎缩和瘢痕，可留有毛细血管扩张和色素沉着或减退。

（3）自觉症状不明显。

（4）大部分患者有日光过敏史。常伴有不同程度的全身症状如关节痛、低热、肌痛等，有时可伴浆膜炎，但严重的肾脏和神经系统受累较少。

（5）病程缓慢，预后较好，少数患者会转变为系统性红蝴蝶疮。

3. 系统性红蝴蝶疮

本病临床表现较复杂，各种症状可同时或先后发生。早期症状中最常见的是关节痛、发热、面部蝶形红斑等，有时贫血、血小板减少、肾炎也可成为本病的初发症状。

（1）皮肤黏膜损害

约 90% 患者有皮损，分为特征性和非特征性两类。

①特征性皮损：分布于面颊和鼻梁部的蝶形水肿性红斑，日晒后常加重，消退后留有色素沉着。5%~15% 的系统性红蝴蝶疮患者可伴有盘状红蝴蝶疮皮损，手足部、甲周红斑及毛细血管扩张，指趾末端紫红色斑点和瘀点，有特征性。

②非特征性皮损：包括弥漫性脱发，或"狼疮发"，即前额发际毛发细而无光泽，常在 2~3cm 处自行折断，形成毛刷样外观。还可有坏死性血管炎、紫癜样皮损、雷诺五联征、网状青斑、掌红斑、多形性红斑样皮损、荨麻疹样血管炎、血栓性静脉炎等表现。黏膜损害主要表现为口腔溃疡。

（2）全身症状

①发热：一般都有不规则发热，多数患者呈低热，急性活动期可出现高热，甚至可达 40~41℃。

②关节肌肉损害：关节受累是系统性红蝴蝶疮最常见的症状，95% 以上患者均有不同程度的关节痛、肌痛，可伴有关节红肿，但关节畸形、肌无力不明显。

③心血管系统病变：70% 患者有心血管系统病变，以心包炎、心肌炎、心包积液常见，有时伴发血栓性静脉炎、血栓闭塞性脉管炎。

④呼吸系统病变：主要为间质性肺炎和胸膜炎，表现为活动后呼吸困难。

⑤肾损害：75% 患者有狼疮肾炎表现，病理分型包括系膜增殖、局灶性或弥漫性系膜增生性肾小球肾炎、膜性肾小球肾病，早期尿中有蛋白、管型、红白细胞，后期可出现尿毒症、肾病综合征表现，严重者可危及生命。

⑥神经系统损害：中枢神经系统受累表现为头痛、癫痫样发作等，也可引起意识障碍、定向障碍等。周围神经受累可引起多发性末梢神经炎症状。

⑦血液系统损害：多数患者在疾病活动期伴有血液系统的异常，表现为贫血、白细胞减少和血小板减少。

⑧消化系统病变：约 40% 患者有恶心呕吐、腹痛腹泻、便血等症状，约 30% 的患者有肝脏损害，呈慢性肝炎样表现。

（三）实验室检查

1. 盘状红蝴蝶疮

（1）少数患者抗核抗体阳性，滴度较低。80%~90% 患者直接免疫荧光检查（狼疮带试验）阳性，即在表皮和真皮交界处可见 1gG、IgM、C_3 呈颗粒样带状沉积。

（2）组织病理学检查：表皮角化过度，毛囊角栓，表皮萎缩，基底细胞液化变性，皮肤附属器及血管周围有灶性淋巴细胞浸润。

2. 亚急性皮肤红蝴蝶疮

80% 患者抗核抗体阳性，而抗双链 DNA 抗体和抗 Sm 抗体通常阴性。60%~70% 患者抗 SSA 抗体阳性，此为亚急性皮肤红蝴蝶疮的标志抗体，大部分患者还伴抗 SSB 抗体阳性。

3. 系统性红蝴蝶疮

（1）贫血、白细胞减少、血小板减少：尿常规可有蛋白尿、血尿和管型尿，若血沉增快，提示疾病活动期。

（2）生化和血清学检查：常有血清蛋白异常如球蛋白升高，免疫球蛋白 IgG、IgM 或 IgA 升高，补体降低。此外类风湿因子可阳性，肾脏受累时可有血肌酐水平上升。部分患者有肝功能异常。

（3）自身抗体：系统性红蝴蝶疮患者体内有多种自身抗体，这些抗体是诊断疾病的主要依据。ANA 为过筛试验，阳性率可达 90% 以上。抗双链 DNA 抗体对系统性红蝴蝶疮特异性较强，是监测疾病活动期的指标之一。抗 Sm 抗体是系统性红蝴蝶疮的特异性抗体。此外，还可出现抗 SSA 抗体、抗 SSB 抗体、抗 U1RNP 自身抗体、抗磷脂抗体等自身抗体阳性。

（四）诊断要点

1. 盘状红蝴蝶疮

盘状红蝴蝶疮根据好发部位、盘状暗红色斑块、黏着性鳞屑等特征，以及皮肤组织病理检查即可诊断。

2. 亚急性皮肤红蝴蝶疮

亚急性皮肤红蝴蝶疮好发于光照部位，环形红斑或鳞屑性红斑，轻至中度的全身症状，实验室检查有助确诊。

3. 系统性红蝴蝶疮

系统性红蝴蝶疮可出现面部红斑，光敏感，还伴有原因不明的发热、关节疼痛，血细胞减少时，应进一步做自身抗体检查。目前采用 1997 年美国风湿病学会修订的诊断标准。系统性红斑狼疮诊断标准：①颊部红斑。②盘状红斑。③光敏感。④口腔溃疡。⑤非侵蚀性关节炎。⑥胸膜炎或心包炎。⑦蛋白尿（>0.5g/d）或尿细胞管型。⑧癫痫发作或精神病，排除药物和已知的代谢紊乱。⑨溶血性贫血或白细胞减少，或淋巴细胞减少，或血小板减少。⑩抗 dsDNA 抗体阳性，或抗 Sm 抗体阳性，或抗磷脂抗体阳性（包括抗心磷脂抗体，或狼疮抗凝物，或至少持续 6 个月的梅毒血清试验假阳性，三者中各具备一项阳性）。⑪抗核抗体，在任何时候和未用药物诱发"药物性狼疮"的情况下，抗核抗体滴度异常。上述 11 项指标中，符合 4 项和 4 项以上者，在排除感染、肿瘤和其他结缔组织病后，可诊断为系统性红斑狼疮。

（五）鉴别诊断

（1）白疕（银屑病）：与盘状红蝴蝶疮、亚急性皮肤红蝴蝶疮丘疹鳞屑型相鉴别。皮损为红斑上覆多层银白色鳞屑，刮去鳞屑有点状出血。其中有点状出血为主要鉴别点，加之皮肤组织病理及实验室检查可以鉴别。

（2）日晒疮（日光性皮炎）、冻疮：与系统性红蝴蝶疮相鉴别。无发热、关节痛等全身症状，无实验室检查指标异常为主要鉴别点。

（3）肌痹（皮肌炎）：与系统性红蝴蝶疮相鉴别，皮损为紫红色水肿性斑片，四肢近端肌肉疼痛无力，血清肌酶升高，部分患者伴有恶性肿瘤。其中上眼睑紫红斑、肌痛、肌无力、血清肌酶高为主要鉴别点。

（4）红蝴蝶疮还应与紫癜风、风湿性关节炎等疾病鉴别。

（六）治疗

1. 辨证论治

（1）热毒炽盛证

主症：多见于系统性红蝴蝶疮急性活动期。面部蝶形红斑，颜色鲜艳，手足紫红斑、瘀点，高热，烦躁，口渴，关节肌肉疼痛，大便干结，小便短赤，甚至抽搐，舌质红绛，苔黄腻，脉洪数或滑数。

治法：清热凉血，化斑解毒。

方药：清瘟败毒饮加减。

加减：高热神昏者加安宫牛黄丸，或紫雪散、至宝丹。

（2）阴虚火旺证

主症：斑疹暗红或呈环状，关节痛，足跟痛，有不规则发热或持续性低热，手足心热，口干，心烦失眠，疲乏无力，自汗盗汗，月经量少或闭经，舌质红，苔薄，脉细数。

治法：滋阴降火。

方药：六味地黄丸合大补阴丸合清骨散加减。

加减：若倦怠乏力明显，伴气短自汗、口干，属气阴两虚者，加生脉饮。

（3）脾肾阳虚证

主症：红斑不明显，面色无华或面如满月，眼睑、下肢浮肿，胸胁胀满，尿少或尿闭，腰膝酸软，畏寒肢冷，口干不渴，舌质淡胖，苔白，脉沉弱。

治法：温肾壮阳，健脾利水。

方药：肾气丸合真武汤加减。

加减：严重者加用参附汤。

（4）脾虚肝旺证

主症：皮肤紫红斑，胸胁胀满，腹胀纳呆，头昏头痛，耳鸣目眩，失眠多梦，严重者肝脾肿大，女子月经不调或闭经，舌紫或有瘀斑，脉弦细。

治法：健脾清肝。

方药：四君子汤合丹栀逍遥散加减。

加减：舌暗有瘀斑者，加丹参、赤芍、鸡血藤、郁金。

（5）气滞血瘀证

主症：多见于盘状局限型及亚急性皮肤红蝴蝶疮。暗红色斑片，可有鳞屑、角质栓形成，色素沉着及皮肤萎缩，伴女子月经量少色暗，倦怠乏力，舌质暗红，脉沉细涩。

治法：疏肝理气，活血化瘀。

方药：逍遥散合血府逐瘀汤加减。

加减：日晒加重者，加青蒿鳖甲汤；伴手足不温者，加桂枝、鸡血藤、地龙。

2. 中成药

（1）雷公藤多苷片：祛风解毒，除湿消肿，舒筋活络，有抗炎及抑制细胞免疫和体液免疫等作用。适用于关节症状较重者。用法用量：每人每日每公斤体重1mg，分3次口服，症状好转后减量。用药过程中定期检查血常规、尿常规、肝肾功能。雷公藤对生殖系统有影响，小儿、未婚未育的青年人应慎用。

（2）清开灵注射液：清热解毒，化痰通络。适用于系统性红蝴蝶疮热毒炽盛证。

（3）其他中成药：如知柏地黄丸、六味地黄丸、生脉饮口服液、金匮肾气丸、逍遥丸、血府逐瘀胶囊等，可根据辨证选择使用。

3. 外治法

以避光、护肤、润肤为原则。白玉膏或10%~15%复方磺胺氧化锌软膏局部涂搽，外出时应在上午9点前涂搽药膏以避光。

（七）预防及调摄

（1）患者要树立战胜疾病的信心，配合医务人员，坚持治疗，不可自行减药停药。

（2）避免日光和紫外线照射。避免受凉感冒。

（3）注意营养，忌食酒类和刺激性食品。水肿时应限制钠盐摄入。

（4）避免使用易于诱发本病的药物，如青霉素、链霉素、磺胺类、普鲁卡因胺、肼屈嗪及避孕药等，皮损处忌涂有刺激性的外用药。

（5）节制生育。

（6）避免劳累，注意保暖，急性期应卧床休息。

（八）病案举例

案例1

王某，女，25岁。

初诊时间：2017年11月2日。

主诉：眼周起皮疹伴瘙痒1年余。

现病史：患者诉1年前妊娠40天时无明显诱因眼周出现红肿，因妊娠未采取有效治疗，产后5个月，眼周红肿仍较重，自行使用生理盐水冷敷，未见明显效果，为求进一步治疗，就诊于我院门诊，现纳可，夜寐安，口渴，二便正常，舌红苔黄腻，脉弦滑。

皮肤科专科情况：眼周可见以双上眼睑为中心的水肿性紫红色斑片，无破溃、糜烂、渗出。

西医诊断：红斑狼疮。

中医诊断：红蝴蝶疮。

中医辨证：热毒炽盛证。

中医治法：清热凉血，化斑解毒。

中医外治：中药溻渍疗法。

处方：皮炎汤加减。

生地黄15g	牡丹皮10g	金银花15g	连翘10g
黄芩10g	淡竹叶10g	知母10g	甘草6g
石膏15g	茯苓皮15g	冬瓜皮15g	桑白皮10g
赤小豆10g	白茅根15g	薏苡仁15g	白鲜皮10g
蒺藜10g			

7剂水煎服，每日1剂，分早晚2次饭后30分钟温服。口服复方甘草酸苷胶囊。

二诊：患者以双上眼睑为中心的水肿性紫红色斑片明显变淡，纳可，夜寐安，口渴减轻，二便正常，舌红苔黄腻，脉弦滑。处方如下。

处方：生地黄 15g　　牡丹皮 10g　　金银花 15g　　连翘 10g
　　　　黄芩 10g　　　淡竹叶 10g　　知母 10g　　　甘草 6g
　　　　石膏 15g　　　茯苓皮 15g　　冬瓜皮 15g　　桑白皮 10g
　　　　赤小豆 10g　　白茅根 15g　　薏苡仁 15g　　白鲜皮 10g
　　　　蒺藜 10g　　　玉米须 15g

案例点评： 本案患者为青年女性，结合脉弦滑，舌红苔黄腻，且面部又以上眼睑紫红色斑片为主，属于热毒炽盛，李领娥教授选用皮炎汤加减治疗。

方中牡丹皮苦寒清泻，既入血分清实热凉血，又入阴分清透虚热。有"凉血不留瘀，活血不动血"之功。生地黄甘寒质润以养阴，苦寒降泻清热，为清热凉血，养阴生津之要药。肝藏血，肝经有热，易耗伤阴血，方中多用苦寒燥湿之品，再耗其阴，故用生地黄、牡丹皮滋阴养血以顾肝体，使邪祛而不伤正。赤芍清热解毒，散瘀止痛；知母清热泻火，滋阴润燥；石膏清热解毒，泻火除烦；金银花清热解毒，泻火除烦；连翘清热解毒，泻火除烦，消肿散结；竹叶清泻心火，清热除烦；茯苓皮、冬瓜皮利水消肿；桑白皮利水消肿，泻肺平喘；赤小豆利小便，消胀，除肿，止吐；白茅根凉血止血，清热利尿；白鲜皮清热燥湿，祛风止痒，解毒；薏苡仁利水渗湿，健脾，除痹，清热排脓；玉米须利湿退黄，利水消肿。

患者外用中药溻渍疗法，药物组成：生地黄 15g、牡丹皮 10g、金银花 15g、连翘 10g、地榆 15g、白芷 6g，面部溻渍治疗每日1次，1周为1个疗程。注意事项：①进行溻渍疗法，应注意中药液温度适宜，防止烫伤。②溻渍时间不宜过长，温度不宜过高，如有头晕、心慌、胸闷等不适感觉，应停止治疗，及时卧床休息。③对于初次使用者，在治疗时间及治疗面积上应循序渐进，防止药物过敏。④溻渍用物要注意消毒。

第十四节　血疳

血疳是一组以下肢多发性细小紫癜及色素沉着为特征的皮肤病。常伴有不同程度的瘙痒，病程缓慢。《医宗金鉴·外科心法要诀》："血疳，此证由风热闭塞腠理而成。形如紫疥，痒痛时作，血燥多热。"

本病类似于西医学的色素性紫癜性皮肤病，包括进行性色素性紫癜性皮肤病、色素性紫癜性苔藓样皮炎及毛细血管扩张性环状紫癜。

（一）病因病机

（1）素有血分蕴热，外受风热之邪，血热、风热郁于血分，损伤血络，血溢脉外所致。

（2）湿邪内蕴化热，湿热下注，阻于脉络，血溢脉外，瘀于肌肤而致。

（二）临床表现

（1）发病前常长期站立或有静脉曲张史。

（2）本病好发于下肢，尤以小腿伸侧多见，偶可累及躯干下部及上肢，常对称发病。

（3）新生皮损为针头大小瘀点，密集成片，或皮损互相融合呈苔藓样斑片，或可见到毛细血管扩张，互相连接成环状、半环状。陈旧皮损转为棕褐色或黄褐色色素沉着斑，表面可有少许鳞屑，散在少数新皮损，呈辣椒粉样斑点。

（4）一般无自觉症状，部分患者有轻度瘙痒。

（5）病程慢性，可反复发作，有自愈倾向。

（三）实验室检查

组织病理学检查：真皮乳头层毛细血管内皮细胞肿胀，红细胞外渗，含铁血黄素吞噬细胞沉积。真皮浅层血管周围淋巴细胞浸润。

（四）诊断要点

双小腿可见对称性针尖大小紫癜以及色素沉着斑。

（五）鉴别诊断

（1）坠积性皮炎：小腿内侧及内踝部皮肤褐黑、肿胀，可出现丘疹、脱屑或苔藓样变，常伴有明显的下肢静脉曲张。

（2）过敏性紫癜：双小腿散在紫癜、瘀斑，常成批出现，对称分布，血小板数目正常，毛细血管脆性试验阳性。主要鉴别点为紫癜较大，无棕褐色斑。

（六）治疗

1.辨证论治

（1）血热伤络证

主症：起病较急，皮肤瘀点多发，针尖大小，颜色鲜红，如撒辣椒粉状，瘙痒轻微，舌质红，苔薄黄，脉滑数。

治法：清热凉血祛风。

方药：犀角地黄汤合凉血五根汤加减。

加减：瘙痒明显者加白鲜皮、荆芥炭、防风。

（2）血瘀夹湿证

主症：病程较长，皮肤瘀点聚集成群，颜色暗红，或呈苔藓样斑片，脱屑，瘙痒，伴足踝肿胀，下肢沉重，舌质暗红，或舌边尖有瘀点、瘀斑，苔腻，脉弦细。

治法：活血化瘀，清热除湿。

方药：桃红四物汤合三妙丸加减。

加减：皮肤瘀点较红者，加牡丹皮、赤芍；皮损肥厚瘙痒明显者，加地龙、秦艽、白鲜皮；足踝肿胀明显者，加泽兰、泽泻。

2. 中成药

（1）地榆槐角丸：疏风凉血，泻热润燥。适用于血疳血热伤络证

（2）活血通脉片：活血通脉止痛。适用于血疳血瘀证明显者。

3. 外治疗法

（1）皮损颜色鲜红，密集多发者，可用仙鹤草、蒲公英、石菖蒲、泽兰、黄柏、大黄适量，煎水外洗，每天2次。或用鲜紫草、鲜槐花捣烂，敷于患处，每日换药2次。

（2）皮损苔藓样，瘙痒者，用润肌膏外涂患处，每日2~3次。

（七）预防与调摄

（1）避免长时间站立、行走。

（2）多食新鲜水果和蔬菜，忌食辛辣发物。

（3）避免过度搔抓和皮肤外伤，防止继发感染。

（八）病案举例

杨某，女，60岁。

初诊时间：2017年12月6日。

主诉：双下肢起红斑、丘疹伴瘙痒3年。

现病史：患者诉3年前无明显诱因双下肢起红斑、丘疹，伴瘙痒不适，先后就诊于多家私人诊所，诊断不详，予多种药膏外用（具体不详），皮疹时轻时重，今为求进一步诊治，就诊于我科门诊。刻下症：双下肢起较密集红斑、丘疹，伴剧烈瘙痒，纳可，寐安，二便正常，舌质红，苔薄黄，脉滑数。

皮肤科专科情况：双下肢伸侧可见密集紫红色粟粒大小瘀点，部分皮损融合成边界不清楚的瘀斑，上覆少许鳞屑，右下肢伸侧可见棕褐色色素沉着斑。

西医诊断：色素性紫癜性苔藓样皮炎。

中医诊断：血疳。

中医辨证：血瘀证。

中医治法：活血化瘀。

处方：凉血五根汤合皮炎汤加减。

板蓝根 15g	金银花 15g	牡丹皮 10g	白茅根 15g
茜草 10g	紫草 6g	天花粉 10g	白鲜皮 15g
蒺藜 10g	生地黄 10g	薏苡仁 15g	仙鹤草 10g
知母 10g	甘草 6g	藕节炭 10g	小蓟 10g

7剂，水煎服，每日1剂，分早晚饭后2次温服。

二诊：服上方7剂后，患者双下肢紫红斑颜色变淡，部分消退，未见新出皮疹，舌质红，苔薄黄，脉滑数。处方如下。

处方：

板蓝根 15g	金银花 15g	牡丹皮 10g	白茅根 20g
茜草 10g	紫草 6g	天花粉 10g	白鲜皮 15g
蒺藜 10g	生地黄 10g	薏苡仁 20g	仙鹤草 10g
知母 10g	甘草 6g	藕节炭 10g	小蓟 10g

7剂，水煎服，每日1剂，分早晚饭后2次温服。

三诊：服上方7剂后，患者双下肢紫红斑颜色明显变淡，大部分消退，未见新出皮疹，舌质红，苔薄黄，脉滑数。处方如下。

处方：

板蓝根 15g	金银花 15g	牡丹皮 10g	白茅根 20g
茜草 10g	紫草 6g	天花粉 10g	白鲜皮 15g
蒺藜 10g	生地黄 10g	薏苡仁 20g	仙鹤草 10g
知母 10g	甘草 6g	藕节炭 10g	小蓟 10g

7剂，水煎服，每日1剂，分早晚饭后2次温服。

四诊：服上方7剂后，患者双下肢紫红斑颜色明显变淡，大部分消退，未见新出皮疹，舌质红，苔薄黄，脉滑数。处方如下。

处方：

板蓝根 15g	金银花 15g	牡丹皮 10g	白茅根 15g
茜草 10g	紫草 5g	天花粉 10g	白鲜皮 15g
蒺藜 10g	生地黄 10g	薏苡仁 20g	仙鹤草 10g
知母 10g	甘草 6g	藕节炭 10g	女贞子 15g

7剂，水煎服，每日1剂，分早晚饭后2次温服。外用多磺酸粘多糖乳膏、维生素E乳液。

五诊：服上方7剂后，患者双下肢紫红斑均已消退，无瘙痒，遗留褐色色素沉着斑，舌质红，苔薄黄，脉滑数。处方如下。

处方：

板蓝根 15g	金银花 15g	牡丹皮 10g	白茅根 15g
茜草 10g	紫草 6g	天花粉 10g	白鲜皮 10g
蒺藜 10g	生地黄 10g	薏苡仁 20g	仙鹤草 10g
知母 10g	甘草 6g	藕节炭 10g	女贞子 15g

7剂，水煎服，每日1剂，分早晚饭后2次温服。

案例点评：本案患者杨某，双下肢起皮疹伴瘙痒，皮损色紫红，纵观舌脉症，辨证为血瘀证，方选凉血五根汤合皮炎汤加减。方中紫草甘咸寒，清热凉血、活血解毒、透疹消斑；茜草根味苦寒，凉血祛瘀，止血通经；白茅根味甘寒，凉血止血，清热利尿；板蓝根味苦寒，清热解毒，凉血利咽；瓜蒌根味苦寒，清热养阴生津；生地黄、牡丹皮清热凉血；知母清热解肌；金银花、甘草清热解毒；薏苡仁健脾，利水渗湿；白鲜皮、蒺藜祛风止痒；仙鹤草、藕节炭收敛止血，补虚；小蓟凉血止血；紫草、茜草能凉血活血，凉血而不滞，活血而不散，又能补中益气；茅根、茜草兼有除湿作用，血瘀与水湿往往相互影响，因此活血要兼顾除湿；配伍薏苡仁健脾利水渗湿，加强除湿之效。热盛易成毒，故以紫草、板蓝根、金银花、甘草清热解毒；热盛易伤阴，故以瓜蒌根护阴，配伍生地黄、知母，既凉血又滋阴。又因湿热瘀搏结，易成有形之邪结聚，瓜蒌根还有散结之功。患者皮疹伴瘙痒，故而加用白鲜皮、蒺藜祛风止痒。查尿常规提示潜血，故而加用仙鹤草、藕节炭、小蓟止血。全方以凉血为主，但兼治血热导致的一系列病理变化，包括湿、毒、瘀、燥的问题。

二诊时患者服上方7剂后，双下肢紫红斑颜色变淡，部分消退，未见新出皮疹。守上方加大白茅根、薏苡仁用量，加强凉血利湿之效。

三诊时患者服上方7剂后，双下肢紫红斑颜色明显变淡，大部分消退，未见新出皮疹，无特殊不适，守上方7剂巩固疗效。

四诊时患者服上方7剂后，双下肢紫红斑颜色明显变淡，大部分消退，未见新出皮疹，守上方减少白茅根、紫草用量，去小蓟，减轻凉血活血之力，加女贞子15g以滋肾阴。

五诊时患者服上方7剂后，双下肢紫红斑均已消退，无瘙痒，遗留褐色色素沉着斑，无特殊不适，守上方减少白鲜皮用量，服7剂巩固疗效。

第十五节　粉刺

粉刺是一种毛囊、皮脂腺的慢性炎症性皮肤病。因丘疹顶端如刺状，可挤出白色碎米样粉汁而得名。中医学文献中又名"肺风粉刺""面疮""面疱""酒刺"等，俗称"青春疙瘩""青春痘"。本病的特征是粉刺、丘疹、脓疱等皮疹多发于颜面、前胸、后背等处，常伴有皮脂溢出。青春期男女多发。

《医宗金鉴·外科心法要诀》记载："肺风粉刺，此证由肺经血热而成，每发于面鼻，起碎疙瘩，形如黍屑，色赤肿痛，破出白粉汁，日久皆成白屑，形如黍米白屑。"

本病相当于西医学的寻常痤疮。

（一）病因病机

（1）素体阳热偏盛，肺胃两经蕴热，循经上犯，熏蒸于面部、口鼻而发。

（2）过食辛辣肥甘厚味，胃肠生湿化热，湿热互结上蒸颜面而发。

（3）情志失调，肝气郁滞，或冲任不调，致使气滞血瘀，气郁化火，上犯颜面而发。

（4）湿热郁久，凝聚为痰，阻滞气血，致使湿热痰瘀互结，聚结于颜面、下颌等部位，发为囊肿、结节。

（二）临床表现

（1）好发于颜面部，尤其是前额、双颊部，其次为颈肩、胸背部。多对称分布。

（2）皮损为毛囊性丘疹，有白头粉刺、黑头粉刺，可挤出白色或淡黄色脂栓；或为炎症性红色丘疹、小脓疱，严重者出现紫红色结节、囊肿、脓肿，甚至破溃，形成窦道和瘢痕。愈后留有色素沉着、萎缩性瘢痕。常伴有皮脂溢出。

（3）一般无自觉症状或伴有轻度瘙痒，有炎症性皮损者常伴疼痛。

（4）病程长短不一，青春期后可逐渐痊愈。

（三）诊断要点

青春期好发，颜面、胸背部发生毛囊性粉刺、炎性丘疹、脓疱等。

（四）鉴别诊断

（1）酒渣鼻：好发于中年人，皮疹分布以鼻准、鼻翼为主，两颊、前额、下颏亦可见。患部弥漫性红斑、丘疹、脓疱及毛细血管扩张，无粉刺，晚期形成鼻赘。其中发病年龄、部位、皮疹特点是主要鉴别点。

（2）职业性痤疮：常见于接触沥青、煤焦油及石油制品的工人，同工种的人常发生相同的痤疮样皮损，较密集，伴毛囊角化。除颜面外，凡接触部位如手背、前臂、肘部亦有发生。其中职业、发病部位是主要鉴别点。

（3）面部播散性粟粒状狼疮：多见于成年人，损害为粟粒大小淡红色、紫红色结节，表面光滑，对称分布于颊部、眼睑、鼻唇沟等处，用玻片压之可呈苹果酱色。其中发病年龄、部位、玻片压之呈苹果酱色是主要鉴别点。

（五）治疗

1. 辨证论治

（1）肺胃蕴热证

主症：颜面多发红色丘疹、粉刺，或有小脓疱，轻度痒痛，伴口渴喜饮，大便秘结，小便短赤，舌红苔薄黄，脉数。

治法：清解肺胃热毒。

方药：枇杷清肺饮加减。

加减：脓疱多者，合五味消毒饮；口渴喜饮者，加生石膏、天花粉；大便秘结者，加虎杖。

（2）肠胃湿热证

主症：颜面、胸背部皮肤油腻，皮疹红肿疼痛，间有脓疱及红色结节，伴口苦口臭，大便秘结，舌红，苔黄腻，脉滑数。

治法：清热除湿解毒。

方药：茵陈蒿汤合黄连解毒汤加减。

加减：伴腹胀，舌苔厚腻者，加鸡内金、枳实、陈皮；脓疱、结节较重者，加白花蛇舌草、野菊花、连翘。

（3）肝郁血瘀证

主症：皮损多发于颜面两侧及下颌部，为暗红色丘疹、小脓疱、黑头粉刺、暗红色结节等，伴心烦易怒，口苦咽干，胁肋胀痛，女子月经色暗夹瘀块，痛经，并见经前乳房胀痛、皮疹加重，舌质暗红，边尖有瘀斑，脉弦涩或弦细。

治法：疏肝解郁，活血化瘀。

方药：逍遥散合桃红四物汤加减。

加减：经前加重者，加香附、益母草；乳房胀痛明显者，加橘核、川楝子、郁金。

（4）痰瘀互结证

主症：病程较长，皮疹颜色暗红，有粉刺、丘疹、脓疱、结节、囊肿、脓肿、瘢痕，经久难愈，伴胸闷，腹胀，舌质暗红，苔黄腻，脉弦滑。

治法：除湿化痰，活血散结。

方药：二陈汤合血府逐瘀汤加减。

加减：伴囊肿或脓肿者，加浙贝母、穿山甲、皂角刺、野菊花；伴结节、囊肿难消者，加三棱、莪术、大红藤、夏枯草。

2. 中成药

（1）当归苦参丸：凉血祛湿。适用于粉刺肺胃蕴热证。

（2）栀子金花丸：清热解毒除湿。适用于粉刺肠胃湿热证大便秘结者。

（3）逍遥丸：疏肝解郁，理气化瘀。适用于粉刺肝郁血瘀证。

（4）血府逐瘀丸：活血化瘀散结。适用于粉刺痰瘀互结证。

（5）丹参酮胶囊：抗感染消炎。适用于痤疮炎性皮疹。

3. 外治疗法

（1）外治疗法

①皮脂溢出，皮疹较多，有红丘疹、粉刺、脓疱者，可用颠倒散以茶水调涂患处，每晚涂 1 次，20~30 分钟后洗去。

②囊肿、脓肿、结节，用金黄膏外敷，每日 2 次。

③中药面膜疗法：可用颠倒散加医用石膏面膜；或用黄连、紫花地丁、野菊花、苦参、丹参、侧柏叶等清热解毒、消肿散结中药研细末，加适量绿豆粉或淀粉，用时调成糊状，敷于面部，30 分钟后取下。

（2）针灸疗法

①刺络拔罐：取穴大椎，用三棱针点刺放血，加拔罐 3 分钟，每周 1 次，用于粉刺痰瘀互结证。

②体针：取穴大椎、合谷、四白、太阳、下关、颊车。粉刺肺胃蕴热证加曲池、肺俞；粉刺肠胃湿热证加大肠俞、足三里、丰隆；粉刺伴月经不调加膈俞、三阴交。中等刺激，留针 30 分钟，每日 1 次，10 次为 1 个疗程。

③耳穴压豆：取穴肺、内分泌、交感、脑点、面颊、额区。皮脂溢出者加脾区；便秘者加大肠区；月经不调者加子宫、肝区。每次取穴 4~5 个，贴压王不留行籽，2~3 天换豆 1 次，5 次为 1 个疗程。

（六）预防与调摄

（1）经常用温水洗脸，皮脂较多时可用硫黄皂洗脸。不用冷水洗脸，以防毛孔收缩，皮脂堵塞，粉刺加重。

（2）忌食辛辣刺激性食物，如辣椒、酒类，少食油腻、甜食，多食新鲜蔬菜、水果，保持大便通畅。

（3）不要乱用化妆品，有些粉质的化妆品会堵塞毛孔，造成皮脂瘀积而成粉刺。

（4）禁止用手挤压粉刺，以防炎症扩散、愈后遗留凹陷性瘢痕。

（七）病案举例

案例1

袁某，女，21岁。

初诊时间：2017年11月3日。

主诉：面部起红色丘疹5年余，加重1个月余。

现病史：患者自诉5年前无明显诱因面部起红色丘疹，外用"祛痘面膜"后，面部红色丘疹减轻，后未系统治疗，1个月前疑因熬夜，食辛辣食物后面部红色丘疹复发加重，未系统治疗，无好转，现纳可，寐安，大便可，小便黄，舌红，苔黄，脉数。

皮肤科专科情况：面部基底潮红，两颊部、额部、下颌及口周可见红斑基础上的密集红色丘疹、结节，部分丘疹上覆脓头。

西医诊断：痤疮。

中医诊断：粉刺。

中医辨证：热毒壅盛证。

中医治法：清营凉血，泄热解毒。

中医外治：膀胱经刺络拔罐放血疗法。

处方：皮炎汤合当归苦参丸加减。

桑白皮10g	蒲公英15g	金银花15g	连翘10g
生地黄12g	苦参6g	牡丹皮10g	当归10g
菊花10g	黄芩10g	浙贝母10g	皂角刺6g
炒麦芽15g	炒谷芽15g	焦神曲10g	炒鸡内金10g
知母10g	甘草6g		

7剂，免煎冲剂，每日1剂，分早晚2次饭后30分钟冲服。口服新癀片。

二诊：服上方7剂后，患者两颊部已无红斑，红色丘疹较前减轻，胃纳可，夜寐安，二便调，舌红，苔黄，脉数。守上方。

三诊：服上方7剂后，患者面部已无皮疹，胃纳可，夜寐安，二便调，舌淡红，苔略黄，脉数。仍守上方。

案例点评：本案患者存在明显的热毒壅盛症状，故选用皮炎汤合当归苦参丸加减。方中生地黄养阴，苦寒降泻清热，为清热凉血、养阴生津之要药；牡丹皮清热凉血，活血祛瘀；金银花清热解毒，疏散风热；连翘辛散表邪，清热解毒而不伤阴；白花蛇舌草清热解毒，利湿通淋；菊花清热解毒，疏散风热；浙贝母清肺化痰，消肿散结；皂角刺散结消肿，化痰消痈；桑白皮善于清肺热；蒲公英可清热解毒，消痈散结；赤芍可清热凉血，祛瘀止痛，清泻肝火，善走血分；知母清热泻火，滋阴润燥；黄芩清热燥湿，泻火解毒；炒麦芽、炒谷芽、焦神曲、炒鸡内金健脾和胃，行气消食；生甘草解毒和中，调和诸药。全方共奏清热凉血，泻火解毒之功。患者服此方7剂后，两颊部已无红斑，红色丘疹较前减轻，胃纳可，夜寐安，二便调，舌红，苔黄，脉数。三诊时患者面部已无丘疹，胃纳可，夜寐安，二便调，舌淡红，苔略黄，脉数，嘱患者继续服用，以观后效。

中医膀胱经刺络拔罐放血疗法：使用安尔碘消毒背部膀胱经，待干燥后使用针灸针对准皮损局部进行密集针刺，刺激程度以局部略见潮红，微微出血为度，针刺后以闪火法吸拔局部，留罐10~15分钟后取下，以稍出血为度，擦净残余血液。注意事项：①一般5~7天治疗1次，1个月为1个疗程。②前次拔罐罐印未消退时，不宜在此部位重复拔罐。③留罐时间不宜过长，过长容易出现水疱。④后背部痤疮及痘痕可以采用局部走罐疗法促进痘痕恢复。

案例2

魏某，女，25岁。

初诊时间：2017年11月6日。

主诉：面部起红色丘疹5年余，加重3个月。

现病史：患者诉5年前无明显诱因面部出现红色丘疹，曾自行外用芦荟胶、克林霉素甲硝唑搽剂等，未见明显疗效。3个月前因食用海鲜、辛辣之品，导致皮疹加重，未经治疗来诊。现纳可，寐安，二便调，月经正常，舌红，苔黄，脉数。

皮肤科专科情况：面部可见密集红色丘疹，口周可见红斑基础上密集红色丘疹、结节，部分丘疹上有脓头。

西医诊断：痤疮。

中医诊断：粉刺。

中医辨证：肺胃热盛证。

中医治法：清热凉血解毒。

中医外治：中药面膜疗法。

处方：皮炎汤合凉血清肺饮加减。

金银花 15g	连翘 10g	黄芩 10g	桑白皮 10g
白花蛇舌草 15g	菊花 10g	蒲公英 15g	浙贝母 10g
皂角刺 6g	生地黄 10g	牡丹皮 10g	知母 10g
甘草 6g	茯苓 10g	陈皮 6g	

7 剂，免煎冲剂，每日 1 剂，分早晚 2 次饭后 30 分钟冲服。外用复方黄柏液涂剂，口服新癀片。

二诊：2017 年 11 月 13 日。服上方 7 剂后，患者皮疹颜色较前变浅，自述无新起皮疹，纳可，寐安，二便调，舌红，苔黄。下一步仍守上方，观察疗效。

三诊：2017 年 11 月 20 日。服上方 7 剂后，患者部分皮疹消退，自述近日咽喉不适，纳可，寐安，二便调，舌红，苔黄。处方如下。

处方：金银花 15g	连翘 10g	黄芩 10g	桑白皮 10g
白花蛇舌草 15g	菊花 10g	蒲公英 15g	浙贝母 10g
皂角刺 6g	生地黄 10g	牡丹皮 10g	知母 10g
甘草 6g	茯苓 10g	陈皮 6g	桔梗 10g
薄荷 6g			

案例点评：本案患者素体阳热偏盛，加之处在青春期生机旺盛，营血日渐偏热，肺胃积热，久蕴不解，化湿生痰，痰瘀互结，致使粟疹日渐扩大，或局部出现结节。皮损较红，结合舌脉，辨证为肺胃热盛证。治疗以清营凉血，泄热解毒为主，故用皮炎汤合凉血清肺汤加减。清热凉血解毒则皮疹得消。

方中金银花善清热解毒，前人谓之"疮疡圣药"，故重用为君；菊花能清热解毒，善治疮痈肿毒，常与金银花、连翘同用；黄芩功善清热燥湿，泻火解毒，凉血止血；连翘解热毒，并有消痈散结之效，故有"疮家圣药"之称；蒲公英功能清热解毒，消散痈肿；白花蛇舌草功善清热解毒，消散痈肿；浙贝母有清热化痰、散结消肿之功；皂角刺通经行络，透脓溃坚；牡丹皮既能清热凉血，又善活血散瘀，有凉血而不留瘀、活血而不妄行的特点；生地黄为清热凉血要药，功能清热凉血；陈皮理气疏壅，以散邪热郁结，气行则痰化；茯苓健脾渗湿，祛痰浊，开毛窍；桑白皮泄"肺火有余"；桔梗、薄荷利咽宣肺。

中药面膜疗法：首先应做好敷面膜前的准备工作，根据皮肤类型，选择合适的洁面产品，彻底清洁皮肤，然后使用毛巾将头发包扎，盖上长方盖布，只暴露面部。先在皮损处行清洁术，用酒精在局部消毒后，使用粉刺针从脓疱顶部薄弱处刺破皮肤，用粉刺针的按压端按压脓疱周围促使脓液排出，嘱患者平卧，使用喷雾仪器在距离面部皮损30cm处用蒸馏水喷雾10分钟。将中药面膜加入蒸馏水慢兑，搅拌成糊状，使用面膜刷均匀地按颈部、下颌、两颊、鼻、唇周、额等顺序涂抹，需距眼睛、唇、眉部等部位0.5cm左右，以免刺激眼、黏膜引起不良反应。敷中药面膜15分钟后，将倒模粉50g放入碗中，用温水调成糊状，用面板将倒模糊敷盖面部（仅留眼、鼻孔），厚度为0.5~1.0cm。倒模5~10分钟塑形变硬，25~30分钟后模已完全干涸紧缩，温度降低，可除去倒模。1周1次，4次为1个疗程。注意事项：①倒模涂敷厚度应控制在0.1cm，太厚或太薄都影响疗效。②面膜成型时与汗毛粘连在一起，揭去面膜时动作要轻柔，减少因牵拉造成的疼痛。③面部皮炎尤其症见毛细血管扩张或面部潮红者，或面部炎症性皮肤病伴有红肿、水疱、糜烂、渗液、化脓或面部有伤口，创面未愈合者慎用。

第十六节　酒渣鼻

酒渣鼻是一种发生于鼻、面中部，以红斑和毛细血管扩张为特征的慢性皮肤病。因鼻色紫红如酒渣而得名。中医学文献中又名"酒齄""赤鼻"。俗称"红鼻头""糟鼻子"。本病的特点是鼻及面中部持续性红斑和毛细血管扩张，伴丘疹、脓疱，可形成鼻赘。多发生于中年人，男女均发病，尤以女性多见，而鼻赘期皮损男性多见。

《诸病源候论·面体病诸候》记载："酒齄候，此由饮酒，热势冲面而遇风冷之气相搏所生，故令鼻面生齄，赤疱匝匝然也。"

（一）病因病机

本病的发生多与皮脂溢出、胃肠功能紊乱、毛囊虫寄生、嗜酒、嗜食辛辣食物及冷热刺激有关。

（1）肺胃积热或脾胃湿热上蒸于面鼻部，复遇风寒外束，凝结于肌肤而致。

（2）嗜酒之人，酒气熏蒸，血中热毒蕴积于面鼻部，聚而不散所致。

（3）日久毛孔壅塞，局部气血凝滞，皮损由红变紫，缠绵难愈。

（二）临床表现

（1）本病好发于面中部，特别是鼻部、两颊、前额、下颌等部位。少数患者鼻部正常，只发于两颊、额部或下颌。

（2）皮损以红斑、丘疹、毛细血管扩张为主。依据临床症状，可分为三型。

①红斑型：面中部红斑伴毛细血管扩张。初期为暂时性红斑，时隐时现，遇寒冷、受热、情绪激动、饮酒、食辣物时更为明显，日久则红斑持续不退，逐渐发展为丘疹型。伴毛囊口扩张、皮脂溢出。

②丘疹脓疱型：在红斑期的基础上，出现丘疹或小脓疱，毛细血管扩张更明显，纵横交错，颜色由鲜红变成紫红色。迁延数年后，极少数患者可发展为鼻赘型。

③鼻赘型：较少见，多见病程长久者。鼻尖部增生肥大，呈紫红色，表面凹凸不平，有大小不等的结节状隆起，毛囊口明显扩大，毛细血管显著扩张。

（3）无明显自觉症状。

（4）病程缓慢，红斑型及丘疹脓疱型酒渣鼻经治疗可好转，而鼻赘型酒渣鼻不经手术整形很难恢复原貌。

（三）诊断要点

鼻及面中部红斑、丘疹、毛细血管扩张，晚期形成鼻赘。

（四）鉴别诊断

（1）粉刺：多发于青春期男女，皮疹为毛囊性红丘疹、粉刺，无红斑及毛细血管扩张，鼻部受累轻。

（2）面游风：皮损为红斑、糠秕状脱屑或油腻性痂屑，无毛细血管扩张，除颜面外，前胸及后背部亦见皮疹。

（五）治疗

1. 辨证论治

（1）肺胃热盛证

主症：多见于红斑型。皮脂溢出，红斑多发于鼻部、两颊，压之褪色，毛细血管扩张，常嗜酒，喜食辛辣厚味，伴口干口渴，便秘，舌质红，苔薄黄，脉滑数。

治法：清泄肺胃积热。

方药：枇杷清肺饮去人参，加生石膏、栀子、苦参。

加减：皮脂溢出多，舌苔腻者，加生薏苡仁、生山楂、陈皮；红斑及毛细血管扩张明显者，加凌霄花、鸡冠花、玫瑰花、生槐花。

（2）血热毒蕴证

主症：多见于丘疹脓疱型。在红斑上出现丘疹、脓疱、毛细血管扩张明显，局部灼热，伴口干，便秘，舌质红，苔黄，脉数。

治法：凉血清热解毒。

方药：凉血四物汤合黄连解毒汤加减。

加减：红斑伴毛细血管扩张明显者，加紫草根、茜草根；脓疱明显者，加蒲公英、紫花地丁、连翘。

（3）血瘀凝滞证

主症：多见于鼻赘型。鼻部组织增生，鼻头紫红肥大，呈结节状，毛孔扩大，舌质暗红，苔黄，脉沉涩。

治法：活血化瘀散结。

方药：通窍活血汤加减。

加减：鼻赘明显者可加三棱、莪术、夏枯草。

2. 中成药

（1）清肺抑火丸：清热通便，止咳化痰。适用于酒渣鼻肺胃热盛证。

（2）皮肤病血毒丸：清血解毒，消肿止痒。适用于酒渣鼻肺胃热盛证。

（3）小败毒膏：散瘟清热，消肿止痛。适用于酒渣鼻血热毒蕴证。

（4）大黄䗪虫丸：活血祛瘀。适用于酒渣鼻血瘀凝滞证。

3. 外治疗法

（1）鼻部有红斑、丘疹者，用颠倒散以茶水或白开水调后外涂，每次20分钟，每日2次。

（2）鼻部见脓疱者，用四黄膏外涂，每日2次。

（3）鼻赘形成者，先用三棱针刺破放血，再外敷颠倒散。

4. 针刺疗法

取印堂、迎香、地仓、承浆、颧髎穴，配禾髎、大迎、合谷、曲池穴，轻度捻转，留针20~30分钟，每日1次。

（六）预防及调摄

（1）避免冷热刺激及精神紧张。

（2）饮食宜清淡，忌食辛辣、肥甘厚味，戒烟酒，多吃蔬菜水果。

（3）保持大便通畅。

（4）毛囊螨虫阳性者忌饲养宠物，减少接触毛绒玩具、地毯等物品。

（七）病案举例

案例1

孙某，女，45岁。

初诊时间：2018年4月29日。

主诉：鼻部反复起皮疹2年，加重1个月。

现病史：患者诉2年前无明显诱因，出现鼻部起皮疹，未予以重视，后鼻部皮疹增多，面部发红持续不退，油脂分泌旺盛，近1个月食用辛辣刺激食物后皮疹加重，遂就诊于某省中医院，诊断为"酒渣鼻"，给予口服中药，外涂他克莫司软膏，内服盐酸多西环素治疗，服用期间仍不断有新皮疹出现，遂就诊于我院。

皮肤科专科情况：两颊部可见潮红肿胀，毛细血管扩张，鼻部及口周散在红色丘疹，其上可见脓头，油脂分泌旺盛，纳可，寐安，腹满，大便偶偏干，舌红，苔黄腻。

西医诊断：酒渣鼻。

中医诊断：酒渣鼻。

中医辨证：肺胃热盛证。

中医治法：清泄肺胃积热。

中医外治：放血疗法。

处方：白虎汤合二陈汤加减。

陈皮9g	茯苓10g	法半夏6g	枳实6g
厚朴9g	蒲公英15g	石膏15g	知母10g
栀子10g	淡竹叶6g	砂仁3g	槐花15g
白芷10g	夏枯草15g	桑白皮12g	甘草3g

7剂，每日1剂，分2次早晚饭后温服。口服甘草锌颗粒、新癀片，外用复方黄柏液涂剂。

二诊：2018年5月4日。患者服上方7剂后，鼻周脓疱部分消退，自诉外用复方黄柏液后红肿，停药后症状好转，纳可，近日睡眠差，偶便干。

处方：陈皮9g	茯苓10g	法半夏6g	枳实6g
厚朴9g	蒲公英15g	石膏15g	知母10g
栀子10g	淡竹叶6g	砂仁3g	槐花15g
白芷10g	夏枯草15g	桑白皮12g	甘草3g
石菖蒲10g	远志10g		

7剂，水煎服。口服甘草锌颗粒、新癀片。

三诊：2018年5月11日。患者服药后，丘疹、脓疱已基本消退。虑患者有心烦，睡眠差症状，随症加减。

| 处方：陈皮9g | 茯苓10g | 法半夏6g | 枳实6g |

厚朴 9g	蒲公英 15g	石膏 15g	知母 10g
栀子 10g	淡竹叶 6g	砂仁 3g	槐花 15g
白芷 10g	夏枯草 15g	桑白皮 12g	甘草 3g
淡豆豉 10g	煅牡蛎 15g	首乌藤 20g	

7剂，水煎服。口服甘草锌颗粒、新癀片。

案例点评：本案患者肺胃邪热循经上熏，血随热行，上壅于面部，形成红斑、丘疹，在此基础上，复感毒邪，酿湿生热，积于肠胃，阻塞毛孔，外发肌肤而成脓疱。经皮损辨证、综观舌脉症，四诊合参，辨证为肺胃热盛证。治疗时选用白虎汤合二陈汤加减。湿痰之成，多因饮食生冷，脾胃不和，运化失健，以致湿聚成痰。方中半夏燥湿化痰，和胃止呕；陈皮理气化痰，使气顺则痰降，气行则痰化；陈皮与枳实相合，亦为一温一凉，理气化痰之力倍增；痰由湿生，故以茯苓健脾渗湿；甘草和中益脾；煎加生姜制半夏之毒；石膏清热泻火，既能外发肌肤之热，又可内清肺胃之火；知母苦寒清热，甘寒滋润，善入肺胃二经以清热泻火；淡竹叶清热除烦，能清泄气分实热，辅佐石膏、知母等药；砂仁辛散温通，能芳香化湿醒脾，多与厚朴、陈皮同用。

二诊时患者皮损好转，近日睡眠差，加用远志、石菖蒲安神。

三诊时患者服药后，丘疹、脓疱已基本消退。虑患者有心烦、睡眠差症状，故加用淡豆豉解表除烦，治疗虚烦不眠，配合栀子，取栀子豉汤之意，同时淡豆豉能护胃和中，防苦寒之品伤胃。加远志、石菖蒲、煅牡蛎重镇安神，加首乌藤养血安神。

放血疗法：先用手指按摩患者耳廓使其充血，取单侧耳轮顶端的耳尖穴，经局部消毒，左手固定耳廓，右手持一次性采血针对准施术部位迅速刺入1~2mm深，随即出针，轻轻挤压针孔周围耳廓，使其自然出血，然后用消毒棉签吸取血滴，每侧穴位放血5~10滴。每周2次，4周为1个疗程。注意事项：①治疗后保护好局部皮肤，24小时内勿沾水，防止感染，如若不慎出现感染，应积极对症抗感染治疗，严重者需联合口服或静脉滴注抗生素。②针具应严格消毒或使用一次性用品，针尖必须平齐、无钩毛。③操作时手法宜稳、准、快，即针刺时针尖必须垂直而下，避免斜、钩以减少疼痛，不可用力过猛以防刺入过深。

案例2

李某，女，20岁。

初诊时间：2017年8月9日。

主诉：鼻、面中部起红斑、丘疹1个月余。

现病史：患者自诉1个月前无明显诱因鼻、面中部起红斑，偶感瘙痒，未系统治疗，现鼻、面中部、鼻翼旁、下颌部可见红斑、丘疹，遇热时加重，纳可，寐安，二便调，舌尖红，苔黄，脉数。

皮肤科专科情况：鼻、面中部、鼻翼旁、下颌部可见红斑、丘疹。

西医诊断：酒渣鼻。

中医诊断：酒渣鼻。

中医辨证：肺胃蕴热证。

中医治法：清泄肺胃积热。

中医外治：膀胱经刺络拔罐放血疗法。

处方：枇杷清肺饮加减。

桑白皮 15g	蒲公英 30g	枇杷叶 15g	赤芍 15g
生地黄 20g	石膏 30g	知母 10g	薏苡仁 30g
栀子 10g	黄芩 10g	紫花地丁 15g	白茅根 30g
鱼腥草 30g	淡竹叶 6g	白芷 10g	夏枯草 15g
甘草 6g			

7剂，免煎冲剂，每日1剂，分早晚2次饭后30分钟冲服。口服丹参酮胶囊、银蒲解毒片。

二诊：患者服上方7剂后，已无瘙痒，鼻、面中部红斑、丘疹减轻，胃纳可，寐安，二便调，舌红，苔黄，脉数，患者服药后症状好转，下一步仍守上方加减。

处方：桑白皮 15g	蒲公英 30g	枇杷叶 15g	赤芍 15g
生地黄 20g	石膏 30g	知母 10g	薏苡仁 30g
栀子 10g	黄芩 10g	紫花地丁 15g	白茅根 30g
鱼腥草 30g	淡竹叶 6g	白芷 10g	夏枯草 15g
甘草 6g	淡豆豉 10g		

三诊：患者服上方7剂后，鼻、面中部、下颌部已无丘疹，鼻及鼻翼旁可见少许红斑，胃纳可，寐安，二便调，舌淡红，苔略黄，脉数，患者服药后症状好转，下一步仍守上方加减。口服新癀片、银蒲解毒片。

案例点评：本案患者李某，鼻、面中部、鼻翼旁、下颌部可见红斑、丘疹，遇热时加重，纳可，寐安，二便调，舌尖红苔黄，脉数，给予患者中医辨证论治，西医对症治疗，联合中医外治疗法综合治疗。本案患者存在明显的肺胃蕴热症状，故选用枇杷清肺饮加减。方中桑白皮善于清肺热；生地黄养阴，苦寒降泻而清热，为清热凉血、养阴生津之要药；栀子善泻三焦之火，又善清利肝胆湿热；薏苡仁健脾，利水渗湿，有利水不伤正，补脾不滋腻，淡渗清补之功；枇杷叶清肺热止咳，降逆止呕；蒲公英清热解毒，消痈散结；赤芍清热凉血，祛瘀止痛，清泻肝火，善走血分；石膏清肺胃之火，善清泄内入气分的热邪；知母清热泻火，滋阴润燥；黄芩清热燥湿，泻火解毒；紫花地丁清热解毒，散结消肿；白茅根凉血止血，清热利尿，清肺胃热；鱼腥草清热解毒，消痈排脓，且专归肺经，长于清泻肺热；淡竹叶清气分高热，利尿，又能泻心火；白芷祛风解表，止痛，通鼻窍，燥湿止带；夏枯清泻肝火，解毒散结；生甘草解毒和中，调和诸药。全方共奏清泄肺热之功。

二诊时患者诉服上方7剂后，瘙痒症状好转，鼻、面中部红斑、丘疹减轻，胃纳可，寐安，二便调，舌红，苔黄，脉数，予加用淡豆豉除烦。

三诊时患者鼻面中部、下颌部已无丘疹，鼻及鼻翼旁可见少许红斑，胃纳可，寐安，二便调，舌淡红，苔略黄，脉数，嘱患者继续服用二诊方，以观后效。

膀胱经刺络拔罐放血疗法：使用安尔碘消毒背部膀胱经，待干燥后使用针灸针对准皮损局部进行密集针刺，刺激程度以局部略见潮红，微微出血为宜，针刺后以闪火法吸拔局部，留罐10~15分钟后取下，以稍出血为度，擦净残余血液。注意事项：①一般5~7天治疗1次，1个月为1个疗程。②前次拔罐罐印未消退时，不宜在此部位重复拔罐。③留罐时间不宜过长，过长容易出现水疱。

第十七节　油风

油风是一种头发突然斑片状脱落的慢性皮肤病。因头发成片脱落，头皮光亮而得名。

本病在中医学文献中又名"鬼舐头"，俗称"鬼剃头"。本病的特征是头发突然片状脱落，无自觉症状。可发生于任何年龄和性别，但多见于青年人。发病与紧张、恐惧、劳累、失眠等有关。《外科正宗·油风》记载："油风乃血虚不能随气荣养肌肤，故毛发根空，脱落成片，皮肤光亮，痒如虫行，此皆风热乘虚攻注而然。"

本病相当于西医学的斑秃。头发全部脱落称全秃，全身毛发均脱落称普秃。

（一）病因病机

（1）情志不遂，五志化火，血热生风，风火相合化燥伤阴，致使毛发失于阴血濡养而突然脱落。

（2）情志内伤，气机逆乱，气滞血瘀，或跌仆损伤，瘀血阻络，均致血流不畅，不能奉于脑，清窍失养，毛发失荣而脱落。

（3）久病及产后气血两虚或肝肾不足，精血亏虚，发无精血滋养，毛根空虚而发落成片甚至全身毛发脱落。

（二）临床表现

（1）起病突然，患者多在无意中发现。

（2）头发突然成片脱落，可见圆形或不规则形脱发斑，数目不等，大小不一，边界清楚，脱发区皮肤光滑而亮。边缘的头发松动，易拔出，可见发根近端萎缩，呈上粗下细的感叹号样。严重者头发全部脱落，更甚者全身毛发（头发、眉毛、胡须、腋毛、阴毛、囊毛）皆脱落。

（3）一般无自觉症状，偶有头皮轻度麻、痒感。

（4）斑秃有自愈倾向，易复发。

（三）诊断要点

头发突然成片脱落，脱发区头皮光亮，无自觉症状。

（四）鉴别诊断

（1）白秃疮（头白癣）：好发于儿童，为不完全脱发，毛发折断残留发根，附有灰白色鳞屑，断发中易查到真菌。其中断发根、灰白色鳞屑、真菌检查阳性为主要鉴别点。

（2）肥疮（头黄癣）：多见于儿童，头部有典型的黄厚痂，伴鼠尿臭味，其间有毛发穿过，头发干枯，散在脱落，可有永久性脱发，头皮有萎缩性瘢痕，真菌检查阳性。其中黄癣痂、鼠尿臭味、真菌检查阳性是主要鉴别点。

（3）蛀发癣（脂溢性脱发）：头发稀疏，散在性脱落，脱发多从额角开始，延及头顶部，头皮有糠秕状脱屑，伴瘙痒。其中脱发部位、头发散在脱落是主要鉴别点。

（4）假性斑秃：头皮有圆形、椭圆形或不规则形的秃发区，患处头皮萎缩、光滑发亮如薄纸。发病原因不明或继发于头皮紫癜风（扁平苔藓）、盘状红蝴蝶疮（盘状红斑狼疮）、局限性皮痹（局限性硬皮病）等。

（四）治疗

1.辨证论治

（1）血热风燥证

主症：突然成片脱发，常偶然发现，或头皮发热，微痒，伴心烦易怒，焦躁不安，舌质红，苔薄，脉弦。

治法：凉血散风，养血生发。

方药：神应养真丹加生地黄、牡丹皮、桑叶。

加减：失眠者，加石决明、磁石；瘙痒剧烈者，加白鲜皮、白僵蚕。

（2）气滞血瘀证

主症：病程较长，常有精神因素或外伤史，脱发处头皮刺痛，伴胸胁胀满，失眠多梦，舌质暗有瘀点、瘀斑，脉弦细或涩。

治法：通窍活血生发。

方药：通窍活血汤加减。

加减：头痛明显者，加丹参、白芷；胸胁胀痛者，加枳壳、香附；失眠多梦者，加珍珠母、磁石、夜交藤。

（3）气血两虚证

主症：多在病后或产后发病，头发呈斑片状脱落，渐进性加重，毛发枯槁，触摸易脱，伴面色不华，心悸失眠，气短懒言，倦怠乏力，舌质淡，脉细弱。

治法：益气补血生发。

方药：八珍汤加减。

加减：心悸失眠者，加五味子、百合、柏子仁；毛发干枯者，加何首乌、黄精、桑椹；倦怠乏力明显者，加黄芪。

（4）肝肾不足证

主症：病程日久，平素头发焦黄或花白，发病时头发大片脱落，甚至全部头发脱光，或全身毛发脱落，伴头昏眼花，耳鸣，腰膝酸软，舌质淡，少苔，脉沉细。

治法：滋补肝肾，养血生发。

方药：七宝美髯丹加减。

加减：偏阳虚者，加补骨脂、巴戟天；偏阴虚者，加女贞子、墨旱莲；失眠多梦者，加益智仁、酸枣仁。

2. 中成药

（1）养血生发胶囊：养血祛风，益肾填精。适用于油风血虚风盛及肾精不足证。

（2）生发丸：补益气血，滋养肝肾。适用于油风肝肾不足及气血两虚证。

（3）十全大补丸：温补气血。适用于油风气血两虚证。

（4）七宝美髯颗粒（丸）：补肝肾，益精血。适用于油风肝肾不足证。

3. 外治疗法

（1）中药湿渍法

①生姜（老者更佳）切片，擦患处，擦至有灼热感为佳，或挤生姜汁外涂，每日 3 次。

②选用 10% 补骨脂酊、10% 辣椒酊外擦，每日 2 次。

③海艾汤，先熏，待温后用布蘸洗，每日 2 次。

（2）针灸疗法

1）体针

①辨证取穴：血热证取风池、血海、足三里；血瘀证取太冲、内关透外关、三阴交、膈俞；血虚证取肝俞、肾俞、太溪、血海、三阴交。

②循经取穴：主穴取足三里、三阴交；配穴取头维、足临泣、侠溪、昆仑、太冲、太溪。实证泻之，虚证补之。针刺得气后留针 30 分钟，每 2 日 1 次，10 次为 1 个疗程。

③围刺法：脱发区皮肤常规消毒后，用毫针呈 15° 角斜刺入脱发区四周，留针 30 分钟，其间捻转 3~5 次，2 天 1 次，10 次为 1 个疗程。

2）梅花针

主穴：阿是穴（斑秃区）；配穴：两侧脱发者加头维，头顶脱发者加百会、前顶、后顶，痒重者加风池、风府，失眠者加安眠，肾虚者加肾俞、太溪。针刺时中等刺激，每日或隔日 1 次，每次 10 分钟，14 次为 1 个疗程。

（五）预防及调摄

（1）精神放松，睡眠充足，劳逸结合。

（2）多食富含维生素的食物，多吃红枣、桑椹、核桃仁、黑芝麻。

（3）加强头发护理，经常按摩头皮，发病期间不烫发、不染发。

（六）病案举例

案例 1

贾某，女，32 岁。

初诊时间：2018 年 7 月 2 日。

主诉：脱发 1 年。

现病史：患者诉 1 年前情绪激动后出现片状脱发，未予重视，之后脱发面积逐渐增大，就诊于当地县医院，诊断为"斑秃"，予"精乌胶囊"治疗，自述脱发较前减轻，遂自行停药。近 1 个月来发现脱发症状加重，为求系统治疗，遂来我科就诊。刻下症：头皮可见稀疏毳毛，平素性情稍急躁，纳可，寐欠安，舌红瘦薄，薄苔，脉弦。

西医诊断：斑秃。

中医诊断：油风。

中医辨证：血热风燥证。

中医治法：凉血息风，养阴护发。

处方：四物汤加减。

川芎 9g	白芍 15g	地黄 10g	当归 10g
煅牡蛎 15g	首乌藤 20g	薏苡仁 10g	黄芩 10g
甘草 3g	荷叶 10g	侧柏叶 15g	制何首乌 9g
杜仲 15g	桑寄生 15g	百合 15g	菊花 10g
石菖蒲 15g	远志 10g		

共7剂，每日1剂，分早晚2次饭后30分钟温服。外用梅花针疗法（脱发处及百会、风池、大椎、心俞、肺俞、肝俞）。

二诊：患者服上方7剂后，有少量毳毛长出，睡眠较前稍好转，舌红瘦薄，少苔，脉弦。

处方：川芎 9g	白芍 15g	地黄 10g	当归 15g
煅牡蛎 15g	首乌藤 20g	薏苡仁 10g	黄芩 10g
甘草 3g	荷叶 10g	侧柏叶 15g	制何首乌 9g
杜仲 15g	桑寄生 15g	百合 15g	菊花 10g
蒲公英 15g	桑椹 10g		

共7剂，每日1剂，分早晚2次，饭后30分钟开水冲开后温服。

三诊：患者服上方7剂后，有少量毳毛长出。睡眠较前稍好转。舌红瘦薄，少苔，脉弦。

处方：川芎 9g	白芍 15g	地黄 10g	当归 15g
煅牡蛎 15g	首乌藤 20g	薏苡仁 10g	黄芩 10g
甘草 3g	荷叶 10g	侧柏叶 15g	制何首乌 9g
杜仲 15g	桑寄生 15g	百合 15g	菊花 10g
蒲公英 15g	桑椹 10g	淡豆豉 10g	栀子 10g
淡竹叶 6g			

共7剂，每日1剂，分早晚2次饭后30分钟温服。

案例点评：据本案患者症状、体征，四诊合参，辨证为气滞血瘀证，方选四物汤加减。患者过食辛辣炙博，情志抑郁，化火耗伤阴血，血热生风，风热上窜颠顶，气血失和，发失所养，故突然脱发成片，头皮瘙痒，头部烘热；肝郁化火则心烦易怒，急躁不安；苔薄、脉弦为血热风燥之象。四物汤是补血调经的基础方，是芎归胶艾汤去阿胶、艾叶、甘草而成。本方证由营血亏虚，血行不畅，冲任虚损所致。血虚与心、肝两脏关系最为密切。肝藏血，血虚则肝失所养，无以上荣；心主血，藏神，血虚则心神失养，故失眠。原方中熟地黄甘温，长于滋养阴血，补肾填精，为补血要药，为君药，但因恐熟地黄滋腻，故用生地黄代之。当归甘辛温，为补血良药，兼具活血作用，用为臣药。佐以白芍养血益阴，缓急止痛，川芎活血行气。熟地黄、白芍之阴柔补血之品（血中血药）与辛香之当归、川芎（血中气药）相配，动静相宜，补血而不滞血，行血而不伤血，温而不燥，滋而不腻，为补血调血之良方。桑椹补益肝肾；侧柏叶有生发乌发之效，适用于血热脱发，须发早白，与荷叶相伍，作头部引经药用；制何首乌入肝、肾经，能壮筋骨，固精气，又发为血之余，养精血以生发、乌须发；杜仲、桑寄生均归肝、肾经，有温补之效，能补益肝肾；患者寐差，煅牡蛎质重能镇，有安神之效；且患者舌红薄瘦，考虑心经有热邪，故加淡竹叶、百合以清心火，加淡豆豉解表、除烦，宣发郁热，与清热泻火除烦之栀子同用，取栀子豉汤之意，正如《伤寒论》中"虚烦不得眠，心中懊恼，栀子豉汤主之"；首乌藤入心、肝二经，能补养阴血，养心安神，适用于阴虚血少之失眠多梦，心神不宁等症；黄芩、菊花、蒲公英清热泻火，同时佐制全方不过于滋腻；加甘草调和诸药。

石门皮科流派采用梅花针治疗本病，治疗时采用局部施术法，即直接叩刺脱发区及百会、风池、大椎、心俞、肺俞、肝俞等穴，多采用中度刺激，在阳性反应区可适当加重。叩打脱发区时，从脱发区边缘开始，呈螺旋状向心性叩打，很快就能长出毳毛。梅花针疗法通过叩刺皮肤腠理，激发经络功能，调整脏腑、经络、气血，扶正祛邪，从而达到生发之功。

第十八节　蛀发癣

蛀发癣是一种伴有皮脂溢出的头顶部脱发性皮肤病。因本病发病后头皮油腻或白屑增多伴脱发，犹如虫蛀，故称蛀发癣。中医学又名"发蛀脱发"，俗称"秃顶""谢顶"。本病的特点是多有家族史，头部皮脂溢出过度或头屑多，两鬓角、头顶部毛发逐渐细软、脱落，最终秃顶，青壮年多发，男性多见。

《外科证治全书·头部证治》："蛀发癣，头上渐生秃斑，久则运开，干枯作痒……由阴虚热盛，剃头时风邪袭入孔腠，抟聚不散，血气不潮而成。"

本病相当于西医学的脂溢性脱发，又称男性型脱发、雄激素性脱发、早秃、女性弥漫性脱发。

（一）病因病机

本病初期多以血热风燥、脾胃湿热为主，后期可出现阴血耗伤，肝肾不足之证。

（1）平素血热之体复感风邪，或过食辛辣，或五志过火，耗血伤阴、化燥，致使阴血不能上奉颠顶，荣养毛发，毛根干涸，故发焦脱落。

（2）饮食失节，过食肥甘厚味，损伤脾胃，脾胃运化失职，水湿内聚化热，致使湿热上蒸颠顶，侵蚀发根，堵塞毛孔，精血难以荣养毛发而脱落。

（3）过度思虑用脑，耗阴伤血，久之劳伤肝肾，肝肾精血不足，不能荣养毛发，毛根失养，头发脱落致秃。

（二）临床表现

（1）患者以20~30岁男性青壮年为主，女性少见，多有家族史。

（2）从前额、鬓角开始，头发逐渐变纤细、稀疏，前发际向后退缩，逐渐向头顶部发展，或从头顶开始散在脱发，逐渐头顶、前发际毛发脱落。日久脱发区皮肤光滑见少量毳毛。女性症状较轻，头顶毛发稀疏，但不会完全脱落。伴头皮油腻，或头屑多。

（3）可有不同程度瘙痒。

（4）病程大多缓慢，脱发的速度、程度因人而异，可在数年内达到老年脱发程度，多为永久性脱发。

（三）诊断要点

青壮年男性好发，前发际、两鬓角、头顶部出现弥散性、渐进性脱发。

（四）鉴别诊断

（1）油风（斑秃）：头发片状脱落，可发生在头部任何区域，多为圆形或椭圆形脱发，病变处头皮光亮，无自觉症状。其中圆形斑状脱发是主要鉴别点。

（2）产后脱发：多在产后或停服避孕药后出现休止期脱发。症见毛发稀疏，轻拉毛发则脱落，镜检毛干近端为休止期毛球（棒状发）。其中性别、诱因、脱发特点是主要鉴别点。

（五）治疗

1. 辨证论治

（1）血热风燥证

主症：头发干枯，略有焦黄，稀疏脱落，伴头皮白屑多，瘙痒，舌质红，苔薄黄，脉细数。

治法：凉血消风，润燥生发。

方药：凉血消风散加减。

加减：血分热甚，五心烦热，舌红或绛者，加赤芍、牡丹皮；风热偏盛，头皮潮红，头屑多者，加桑叶、菊花；头发焦黄干枯者，加桑椹、何首乌。

（2）脾胃湿热证

主症：恣食肥甘厚味，嗜酒，头发细软，稀疏，油亮，状如涂油，甚则数根毛发黏在一起，伴头皮鳞屑，油腻，瘙痒，舌质红，苔黄腻，脉滑数。

治法：健脾祛湿生发。

方药：祛湿健发汤加减。

加减：头发油腻甚者，加赤茯苓、生山楂；瘙痒甚者，加侧柏叶、苦参；舌质暗有瘀斑者，加丹参、桃仁、红花。

（3）肝肾不足证

主症：病程较长，头顶、前发际头发稀少或脱光，脱发处头皮光亮，伴头昏，耳鸣，眼花，腰膝酸软，舌质淡红，少苔，脉沉细。

治法：滋补肝肾，养血生发。

方药：七宝美髯丹合二至丸加减。

加减：腰膝酸软，头昏耳鸣者，加桑寄生、杜仲、续断；阴虚火旺者，可用知柏地黄丸加何首乌、女贞子、墨旱莲。

2. 中成药

（1）养血生发胶囊：养血补肾，祛风生发。适用于蛀发癣血热风燥证。

（2）七宝美髯颗粒（丸）：补肝肾，益精血。适用于蛀发癣肝肾不足证。

3. 外治法

（1）头发油腻，头皮痒甚，毛发稀疏者可用脱脂水剂，或透骨草水剂，外洗，每周 1~2 次。

（2）毛发稀疏脱落者，用生发健发酊，外涂，每日 2 次。

4. 针灸疗法

（1）体针

取穴：百会、四神聪、头维（双）、生发穴（风池与风府连线中点，双侧）、翳风。根据辨证及患者体质采用补或泻手法。每次留针 20 分钟，或加用适量电流刺激，每日 1 次或隔日 1 次，10 次为 1 个疗程。

（2）耳针

取穴：肺、肾、肝、交感、内分泌等，针刺或采用压豆法，隔日 1 次。

（3）头三针

取两个固定穴：①防老（百会穴后 1 寸）。②健脑穴（风池六下 5 分）。头皮油脂分泌多者加上星穴，头部瘙痒者加大椎穴。针刺防老穴时斜向前方，针柄须紧贴患者头皮，进针 1 分，留针 15~30 分钟，每日或隔日 1 次，10 次为 1 个疗程。

（六）预防与调摄

（1）忌食辛辣肥甘厚味及甜食，饮食要清淡，多吃新鲜蔬菜水果。

（2）避免过度紧张劳累，生活规律，不过度熬夜。

（3）洗头不宜过于频繁，不要用碱性过强的洗发液洗头。

（七）病案举例

王某，男，29 岁。

初诊时间：2017 年 9 月 18 日。

主诉：头发稀疏脱落伴头皮油腻 3 年余。

现病史：患者诉 3 年前因工作压力较大，情绪紧张，头发逐渐稀疏脱落，干枯变细，头皮油腻光亮。曾先后就诊于各大省级医院，诊断为“脂溢性脱发”，给予药物口服及外用治疗（具体药名不详），未见明显效果。为求进一步治疗，就诊于我院门诊，平素饮食可，二便调，舌尖红，苔根黄腻，脉数。

皮肤科专科情况：头顶、前额头发稀疏、纤细，触之易脱。头皮油腻光亮，毛孔萎缩。

西医诊断：脂溢性脱发。

中医诊断：蛀发癣。

中医辨证：血热内蕴证。

中医治法：清热凉血。

处方：犀角地黄汤加减。

当归 10g	赤芍 12g	黄芩 10g	生地黄 15g
荷叶 10g	侧柏叶 15g	菊花 10g	白茅根 15g
茜草 10g	水牛角 15g	甘草 3g	薏苡仁 15g

7 剂，免煎冲剂，每日 1 剂，分早晚 2 次饭后 30 分钟开水冲服。

二诊：服上方7剂后，患者无不适，脱发症状得到控制，舌尖红，苔根黄腻，脉数。处方如下。

处方：当归10g　　　赤芍12g　　　黄芩10g　　　生地黄15g
荷叶10g　　　侧柏叶15g　　菊花10g　　　白茅根15g
水牛角15g　　甘草3g　　　薏苡仁15g　　石膏20g
知母10g　　　栀子10g

7剂，免煎冲剂，每日1剂，分早晚2次饭后30分钟开水冲服。

三诊：服上方7剂后，患者无不适，脱发症状得到控制，寐差，舌尖红，苔根黄腻，脉数。处方如下。

处方：当归10g　　　赤芍12g　　　黄芩10g　　　生地黄15g
荷叶10g　　　侧柏叶15g　　菊花10g　　　白茅根15g
水牛角15g　　甘草3g　　　薏苡仁15g　　石膏20g
知母10g　　　栀子10g　　　川芎9g　　　杜仲10g
桑寄生15g　　首乌藤15g　　煅牡蛎10g

7剂，免煎冲剂，每日1剂，分早晚2次饭后30分钟开水冲服。

四诊：服上方7剂后，患者无不适，脱发症状得到控制，头皮油腻较前减轻，舌尖红，苔根黄腻，脉数。处方如下。

处方：当归10g　　　赤芍12g　　　黄芩10g　　　生地黄15g
荷叶10g　　　侧柏叶15g　　菊花10g　　　白茅根15g
甘草3g　　　川芎9g　　　杜仲10g　　　桑寄生15g
首乌藤15g　　薄荷6g　　　远志10g　　　石菖蒲10g
决明子10g　　山楂10g

7剂，免煎冲剂，每日1剂，分早晚2次饭后30分钟开水冲服。

五诊：服上方7剂后，患者无不适，脱发症状得到控制，头皮油腻较前减轻，舌尖红，苔根黄腻，脉数。处方如下。

处方：当归10g　　　赤芍12g　　　黄芩10g　　　生地黄15g
荷叶10g　　　侧柏叶15g　　菊花10g　　　白茅根15g
水牛角15g　　甘草3g　　　杜仲10g　　　桑寄生15g
首乌藤15g　　薄荷6g　　　决明子10g　　苍术9g
羌活9g　　　桑白皮10g

7剂，免煎冲剂，每日1剂，分早晚2次饭后30分钟开水冲服。

案例点评：本案患者王某为青年男性，平素工作紧张，精神压力较大，经常熬夜，睡眠不足，阴血暗耗，久之伤肾，致肾阴不足，肾精亏虚，精血不足，则毛发生长无源而脱落。患者舌尖红，苔根黄腻，脉数，平素为血热之体，兼有湿热之邪。血热郁久转而化燥，进而耗血伤阴，阴血不能上潮颠顶荣养毛发，毛根干涸，故发焦脱落。湿热上蒸颠顶，侵蚀发根，发根渐被腐蚀，引起头发黏腻而脱落。本病为本虚标实，以标实为急，标实则先治其标，早期以清热凉血为主，后期以补益肝肾为主。本案患者存在明显的血热内蕴，故李领娥教授选用犀角地黄汤加减。方中水牛角，直入血分，清心凉血解毒，使热清血宁；生地黄清热凉血而滋阴；赤芍、白茅根、茜草清热凉血，活血散瘀。诸药合用，共奏清热解毒，凉血散瘀之功。配伍当归活血补血。患者头皮油腻，故方中酌加薏苡仁健脾渗湿，加菊花清热祛风，配黄芩清泄中上二焦湿热及肺火。亦加入轻清之品荷叶、侧柏叶，既可以载药上行清除头部多余油脂，又可使湿、热等邪从小便而出，一举两得也。甘草补脾益气，调和诸药。

二诊时，患者无不适，脱发症状得到控制，舌尖红，苔根黄腻，脉数。李领娥教授效仿白虎汤之意，加石膏、知母清气分之热，且滋阴生津。加用苦寒降泻之品栀子，清泻三焦之火，使气血皆清。

三诊时，患者无不适，脱发症状得到控制，寐差，故酌加杜仲、桑寄生补肝肾，加首乌藤、煅牡蛎以重镇养血安神，加用辛散温通之川芎，上行头目，下行血海，中开郁结，旁通络脉，与当归相伍则畅达血脉之力更著。

四诊时，患者无不适，头皮出油减少，舌红，苔白腻，脉数。患者血热不甚明显，故去掉部分清热凉血之品，酌加远志交通心肾。石菖蒲性味辛温，取其辛香醒脾、化湿和胃之功和其开窍之力，使闭塞之毛窍得开，发根濡润，头发得长。山楂可行气祛脂。佐以少量薄荷，芳香辛散，轻清凉散，可载诸药上行。决明子甘苦咸微寒，既能清肝火，又兼益肾阴。

五诊时，患者无不适。头皮出油减少，脱发症状改善，舌红，苔白腻，脉数。方中酌加桑白皮清泻肺热，降泻肺气，加苍术以加强燥湿运脾行气之力，配伍香散之羌活，引诸药上行达头目，宣散太阳经风邪。

第十九节　黧黑斑

黧黑斑是一种面部出现褐色斑的色素异常性皮肤病。本病在中医学文献中又有"面皯""面尘"等病名，俗称"肝斑""妊娠斑"。本病的特点是面部对称性色素斑，无自觉症状，日晒后加重。常发生于孕妇或经血不调的妇女，部分患者可伴有肝病、结核病及其他慢性病，化妆品使用不当亦可诱发本病。

本病相当于西医学的黄褐斑。黑变病亦可参照本病辨证论治。

（一）病因病机

本病的发生与肝、脾、肾三脏关系密切，以气血不能上荣于面为主要病机。

（1）情志不畅，肝郁气滞，郁而化热，熏蒸于面，灼伤阴血，致使颜面气血失和，燥结瘀滞而生斑。

（2）肝肾不足，水火不济，虚火上炎，燥结成斑。

（3）饮食不节，忧思过度，损伤脾胃，脾失健运，湿浊内生，熏蒸面部所致。

（4）冲任失调，或慢性疾病，气血失和，运行不畅，气滞血瘀，面失所养而生斑。

西医学认为本病的发病原因不明，多与内分泌有关，雌激素和孕激素在体内增多，刺激黑素细胞，分泌黑素和促进黑色素的沉着堆积是主要原因。如怀孕期间面部的"妊娠斑"，属于生理反应性雌激素水平增高所致。月经不调、卵巢和子宫疾病、慢性肝肾疾病、结核病、慢性酒精中毒以及长期服用避孕药、氯丙嗪、苯妥英钠等亦可诱发本病。其他因素，如日光、化妆品、精神因素、遗传因素与本病的发生也有密切的关系。本病发生还可能受遗传因素的影响。

（二）临床表现

（1）男女均可发生，以女性多见。

（2）对称发生于颜面，尤以颧部、两颊多见，可累及额部、鼻、唇等处。

（3）皮损为黄褐色至深褐色、淡黑色斑片，大小不等，形状各异，孤立散在或融合成片，边缘较明显，一般多呈蝴蝶状。

（4）无自觉症状。

（5）病程慢性。如发生于孕妇，分娩后可逐渐消失，也有不消退者。

（三）实验室检查

皮肤 CT：皮损处基底层色素明显增加，部分基底层黑素细胞胞体增大，树突明显，真皮乳头及浅层散在少许嗜黑色素细胞。

（四）诊断要点

颜面有对称性褐色斑，无自觉症状。

（五）鉴别诊断

（1）雀斑：褐色小斑点分散而不融合，有家族史。

（2）阿狄森病：皮肤黏膜色素沉着，以暴露、压迫、摩擦部位最明显，如面部、身体屈侧等，口腔黏膜亦可见到色素增多。疲乏无力、消瘦、胃肠功能障碍等全身症状明显。

（3）黑变病：好发于面、颈部，初起时局部发红，轻度瘙痒，随后逐渐变为网状色素沉着斑，有细小鳞屑，伴毛细血管扩张。常有光敏物质接触史，如接触沥青、煤焦油、化妆品中的矿物油等。

（六）治疗

1. 辨证论治

（1）肝气郁滞证

主症：面生褐色斑，弥漫分布，伴有情绪抑郁，爱生闷气，或急躁易怒，胸胁胀满，口苦咽干，女子月经不调，经前乳房胀痛，舌质红，苔薄，脉弦细。

治法：疏肝理气，活血消斑。

方药：偏于脾虚者用逍遥散化裁，偏于肝郁者用柴胡疏肝散加减。

加减：伴口苦咽干、大便秘结者，加牡丹皮、栀子；月经不调者，加益母草、香附；斑色深褐而面色晦暗者，加桃仁、红花。

（2）肝肾不足证

主症：面部斑色褐黑，面色晦暗，常伴有慢性疾病，头晕耳鸣，腰膝酸软，失眠，健忘，烦热，盗汗，舌质红，少苔，脉细。

治法：补益肝肾，滋阴降火。

方药：六味地黄汤（丸）加减。

加减：阴虚火旺明显者，加知母、黄柏；失眠多梦者，加生龙骨、生牡蛎、珍珠母；褐斑日久色深者，加丹参、白僵蚕。

（3）脾虚痰湿证

主症：面部斑色灰褐，状如尘土附着，伴疲乏困倦，纳呆胸闷，月经色淡，白带量多，舌淡胖边有齿痕，脉濡或细。

治法：健脾益气，祛湿消斑。

方药：参苓白术散加减。

加减：伴月经量少色淡者，加当归、益母草。

（4）气血瘀滞证

主症：斑色灰褐或黑褐，伴有慢性肝病，或月经色暗夹血块，或痛经，舌暗红有瘀斑脉涩。

治法：理气活血，化瘀消斑。

方药：桃红四物汤加减。

加减：痰热者，可加白僵蚕、白菊花；胸胁胀痛者，加柴胡、郁金；痛经者，加香附、乌药、益母草。

2. 中成药

（1）逍遥丸（颗粒）：疏肝健脾，养血调经。适用于黧黑斑肝气郁滞证。

（2）六味地黄丸：滋补肝肾。适用于黧黑斑肝肾不足证。

（3）知柏地黄丸：滋阴降火。适用于黧黑斑肝肾不足、阴虚火旺证。

（4）参苓白术丸：补气健脾，渗湿化痰。适用于黧黑斑脾虚痰湿证。

3. 外治法

（1）玉容散粉末，搽面，早、晚各1次。

（2）茯苓粉，每次1匙，洗面或外搽，早晚各1次。

（3）白附子、白芷、滑石各250g，共研细末，每日早晚蘸末搽面。

（4）白芷、白附子、白僵蚕、珍珠粉适量，用霜膏基质配制成霜膏涂擦患处，每日2次至痊愈。

4. 其他疗法

（1）针灸疗法

1）针刺

①肝气郁滞证：主穴用三阴交、足三里、太冲，配穴用阴陵泉、行间、肝俞、脾俞，每次取2~5穴，用平补平泻法或用泻法，留针10~20分钟，每日1次，连续10次为1个疗程。

②脾虚痰湿证：主穴用中脘、足三里、三阴交，配穴用脾俞、上脘、下脘，每次选取2~4穴，用补法，留针20分钟，连续治疗1周为1个疗程。

③肝肾不足证：主穴用太溪、三阴交，配穴用肾俞、阴陵泉，每次选用2~3穴，用补法，每日1次，连续治疗1周为1个疗程。

2）耳穴刺血：取内分泌、皮质下等穴，皮肤消毒后用三棱针尖刺破至微出血，再以消毒棉球按压止血。

3）神阙穴隔药饼灸

①祛斑药粉制作：选用黄芪、当归、川芎、赤芍、羌活、白附子等药，混匀研细末备用，另用肉桂、大黄、冰片分别研细末装瓶备用。辨证属气滞血瘀证者，取祛斑药粉5~10g加冰片1g；辨证属肠胃积热证或大便秘结者，在祛斑药粉中加大黄粉约2g；辨证属脾肾两虚证者，在祛斑药粉中加肉桂粉约2g。

②操作方法：常规消毒神阙穴，用温开水调药粉成糊状，做成药饼填于脐中，上置蚕豆大艾炷点燃，燃烧至患者自觉局部发烫时移走，此为1壮，每次

灸 3 壮。灸毕用塑料薄膜覆盖药饼，用胶布固定，每周治疗 1~2 次，治疗 10 次为 1 个疗程，24 小时后自行将药饼取下，局部发痒者可提前取下。

4）穴位药物注射疗法

①取穴：肺俞、心俞、肝俞、脾俞、肾俞。每次选取 2 穴（双），交替使用。

②药物：血虚者用 5% 当归注射液 4ml，血瘀者用复方丹参液 4ml，每穴 1ml，垂直刺入注射，每周 2 次，10 次为 1 个疗程，疗程间隔 1 周。进针时应掌握好深度，防止伤及内脏，治疗期间不用祛斑类化妆品。

（2）按摩疗法

面部涂抹祛斑药物后，用双手沿面部经络循行路线按摩，并按压穴位，促进局部皮肤血液循环。

（3）面膜疗法

清洁面部后，外擦祛斑中药霜剂，按摩穴位后，用温水调祛斑中药粉（珍珠粉、白芷、白附子各 10g，僵蚕、当归各 15g，冬瓜仁、益母草各 20g，研细粉）敷于面部，或用中药粉加石膏粉，温水调敷，30 分钟后清除。注意保护眼鼻。

（七）预防及调摄

（1）保持心情舒畅，情绪乐观，避免忧思恼怒。

（2）注意劳逸结合，睡眠充足，避免过度劳累。

（3）避免日光暴晒，在春夏季节外出时应在面部涂搽防晒霜，慎用含香料的药物性化妆品，忌用刺激性药物及激素类药物。

（4）多食用含维生素 C 的蔬菜、水果，戒烟。

（八）病案举例

案例 1

李某，女，39 岁。

初诊时间：2018 年 3 月 28 日。

主诉：面部出现斑片 5 年，加重半年。

现病史：患者诉 5 年前无明显诱因面部起褐色斑片，未予诊治，近半年来自觉斑片面积扩大，颜色加深，平素纳可，入睡困难，大便干。既往月经周期尚可，经量较少，色暗，伴痛经，平素性情稍急躁，寐欠安，舌暗红，有瘀斑，苔黄腻，脉弦涩。

皮肤科专科情况：两侧颧部可见对称的大片褐色、淡褐色斑片，呈蝴蝶状，面色暗黄。

西医诊断：黄褐斑。

中医诊断：黧黑斑。

中医辨证：气滞血瘀证。

中医治法：理气健脾，活血化瘀。

处方：桃红四物汤合二至丸加减。

川芎 9g	桃仁 15g	红花 6g	当归 10g
白芍 15g	生地黄 10g	黄芩 10g	薏苡仁 15g
醋香附 10g	女贞子 10g	墨旱莲 10g	淫羊藿 15g
甘草 3g	茯神 15g	玫瑰花 15g	合欢皮 10g

共7剂，免煎冲剂，每日1剂，分早晚2次，饭后30分钟开水冲开后温服。

二诊：患者服上方7剂后，面部褐色斑片颜色稍变淡，但大便几日行1次，质干，舌暗红，苔黄腻，脉弦涩。

处方：

川芎 9g	桃仁 15g	红花 6g	当归 10g
白芍 15g	生地黄 10g	黄芩 10g	薏苡仁 15g
醋香附 10g	女贞子 10g	甘草 3g	茯神 15g
合欢花 10g	酸枣仁 15g	赤小豆 15g	芦荟 1g

共7剂，免煎冲剂，每日1剂，分早晚2次，饭后30分钟开水冲开后温服。

三诊：服上方7剂后大便干症状消失，大便日行1次。现经至，患者诉经期腹痛，面部褐色斑片较前变淡，舌暗红，苔黄，脉弦。

处方：

桃仁 15g	红花 6g	白芍 15g	生地黄 10g
黄芩 10g	薏苡仁 15g	醋香附 10g	甘草 3g
茯神 15g	合欢花 10g	赤小豆 15g	芦荟 1g
益母草 15g	醋延胡索 10g	淫羊藿 10g	柴胡 9g
麸炒枳壳 9g			

共7剂，免煎冲剂，每日1剂，分早晚2次，饭后30分钟开水冲开后温服。

案例点评：据患者症状、体征，四诊合参，辨证为气滞血瘀证，方选桃红四物汤合二至丸加减。桃红四物汤是在四物汤基础上加桃仁、红花两味药，因此偏重活血化瘀，适用于血瘀导致的月经不调、痛经等。四物汤是补血调经的基础方，方中熟地黄甘温，长于滋养阴血，补肾填精，为补血要药，为君药，但因恐熟地黄滋腻，故用生地黄代之。当归甘辛温，为补血良药，兼具活血作用，用为臣药。佐以白芍养血益阴，缓急止痛，川芎活血行气。四药配伍，共奏补血调血之功。桃仁味苦，入心肝血分，善泄血滞，祛瘀力强，为治疗多种瘀血阻滞病证的常用药。红花辛散温通，归心肝二经，为活血化瘀之要药，是血瘀证的常用药，与当归、川芎、桃仁相须为用，此外，红花还能活血通脉以化滞消斑，有助于褐色斑片的消退。本案患者伴有痛经症状，痛经病位在子宫、冲任，辨证为虚证，以"不荣则痛"为主要病机，主要由于气血虚弱、肾气亏损致子宫失于濡养，"不荣而痛"，故方合二至丸。二至丸由墨旱莲、女贞子两味中药组成，能补益肝肾滋阴。加补益肾精之淫羊藿，补益肝肾。酸枣仁甘酸，入心、肝经，能养心阴，益肝血安神，与茯神相伍，助寐安。玫瑰花芳香行气，味苦疏泄，故能疏肝解郁，与香附配伍，共奏疏肝解郁之功。合欢皮性味甘平，入心肝经，善解肝郁，为悦心安神要药，还有活血作用，对患者性情、睡眠、黄褐斑均有益处，可谓一箭三雕。患者舌苔黄腻，考虑有中上焦热邪，故加少量苦寒之黄芩泻中上焦实热，有助于去黄腻舌苔。

案例2

常某，女，33岁。

初诊时间：2018年6月14日。

主诉：面、颈部起皮疹3年。

现病史：患者自述因工作需要，长期需要化妆演出，3年前发现下颌部及颈部出现黄豆大小灰褐色斑片，无自觉症状，未经系统治疗，后面积逐渐扩大，先后就诊于多家省级医院，给予氢醌霜外用以及中药及多种维生素口服，均未见明显疗效，遂来我科就诊。患者平素性情急躁，饮食及二便正常。刻下症：前额两侧发际处、右侧脸颊部、颈部可见灰褐色斑片，面部皮损较重，最大面积约3cm×5cm。舌红，脉弦数。

西医诊断：黄褐斑。

中医诊断：黧黑斑。

中医辨证：肝郁气滞证。

中医治法：疏肝解郁，活血消斑。

中医外治：针灸疗法。

处方：逍遥散合二至丸加减。

柴胡6g	白芍15g	当归10g	茯苓10g
白术10g	郁金10g	醋香附10g	菊花10g
玫瑰花10g	黄芩10g	女贞子15g	墨旱莲15g
牡丹皮10g	合欢花10g	百合10g	红景天10g

7剂，免煎冲剂，每日1剂，分早晚饭后30分钟开水冲服。

案例点评：本案患者因工作需要，经常化妆，长时间与化妆品接触，导致皮肤形成黛黑斑，黛黑斑好发于油彩接触部位。李领娥教授认为，究其发病本因，化妆品的使用只是诱发因素，内因是由于患者平素肝气不舒，急躁易怒，肝郁气滞，血虚不能滋养肌肤，火毒结滞，肝肾同源，日久必然伤肾，肾气亏虚，其色外泛所致，李领娥教授在临床上以补肾疏肝为治疗原则，以逍遥散为基础方，重在疏肝解郁，养血健脾，同时加用二至丸，补益肝肾，滋阴养血。逍遥散重在调肝，二至丸重在治肾。方以柴胡疏肝解郁，调达肝气，并可引药入肝经；白芍滋阴柔肝；当归养血活血；白术、茯苓健脾益气；玫瑰花性轻扬，既可上行头面，又可理气解郁，和血散瘀，能加强柴胡疏肝解郁之功；郁金、醋香附疏肝理气；墨旱莲、女贞子滋阴补肾；牡丹皮清热凉血散瘀；红景天益气活血；同时考虑患者伴有睡眠不好的症状，故加用百合、合欢花安神。全方合用，共奏疏肝解郁，治血消斑之效。

外用针灸疗法：施术者先用肥皂水将手洗刷干净，待干再用75%酒精棉球擦拭后，方可持针操作。嘱患者仰卧位，在面部针刺部位常规消毒后，施术者以左手拇指或食指按压穴位，右手持针，紧靠左手指甲缘，以拇、食指下压力快速将针刺入皮肤，在面部瘀斑集中中心处，围绕色斑一周斜刺（本案患者取颧髎穴、四白穴、阳白穴、瞳子髎、丝竹空、攒竹、承泣穴），两针之间间距10mm，刺入皮肤3~5mm，不行手法，将针留置穴内10~20分钟。隔日1次，30天为1个疗程。注意事项：①若发生晕针、弯针、折针等异常情况，应及时做出相应处理。②凡过饥、过饱、酒醉、大汗、惊恐、疲乏等患者，均不宜用体针疗法。③常有自发性出血或损伤后出血不止者不宜针刺。④皮肤有感染、溃疡、瘢痕的部位不宜针刺。

第二十节　白驳风

白驳风是一种局限性色素脱失性皮肤病。本病在中医学文献中有"白癜""白驳""斑白""斑驳"等名称。本病的特点是皮肤上出现大小不同、形态各异的白色斑片，边界清楚。可发生于任何部位、任何年龄，病程缓慢，无自觉症状，诊断容易，治愈困难，影响美容。

《诸病源候论·白癜候》曰："白癜者，面及颈项身体皮肉色变白，与肉色不同，亦不痒痛，谓之白癜。此亦是风邪搏于皮肤，血气不和所生也。"

本病相当于西医学的白癜风。

（一）病因病机

中医学认为本病总由风邪侵扰，气血失和，脉络瘀阻所致。

（1）情志内伤，肝气郁结，气机不畅，致使气血失和，肤失所养而发。

（2）素体肝肾不足，精血亏虚，或久病伤及肝肾，复受风邪侵扰，搏于肌肤，血气不和所致。

（3）跌打损伤，化学灼伤，或久病入络，络脉瘀阻，毛窍闭塞，肌肤腠理失养而生。

（二）临床表现

（1）多后天发生，任何年龄均可发病，无明显性别差异。

（2）可发生于任何部位，但以暴露及摩擦损伤部位多见，黏膜亦可累及，部分患者皮损沿神经节段单侧分布，少数患者泛发全身。

（3）典型皮损为色素完全脱失斑，大小不等，边界清楚，形态不规则，皮损上的毛发也可变白。有的白斑中央可见散在的色素岛。进展期正常皮肤受到机械性刺激（如压力、摩擦、烧伤、外伤等）可发生同形反应。

（4）一般无自觉症状。少数患者在白斑进展时有轻微瘙痒。

（5）病程慢性迁延，常在暴晒、精神创伤、急性疾病或手术等严重的应激状态下扩展。部分患者春末夏初时病情发展加重，冬季缓解。

（三）诊断要点

局限性白色斑片，边缘清楚，无自觉症状。

（四）鉴别诊断

（1）桃花癣（单纯糠疹）：好发于面部，皮损为淡白色斑片，上覆少量糠状鳞屑，边界不清，儿童多见。

（2）紫白癜风（花斑癣）：好发于颈部、躯干、腋下，皮损为淡白或淡褐色斑，圆形或卵圆形，边界清楚，上覆细碎鳞屑，真菌镜检阳性。

（3）贫血痣：皮损淡白，以手摩擦局部则可见周围皮肤发红而白斑不红，多发生在躯干。

（五）治疗

1. 辨证论治

（1）肝郁气滞证

主症：有情志失调及精神刺激史，白斑散在突发，伴有心烦易怒，或抑郁焦虑，胸胁胀痛，夜寐不安，女子月经不调，舌质淡红，苔薄，脉弦。

治法：疏肝理气，活血祛风。

方药：逍遥散或柴胡疏肝散加减。

加减：心烦易怒者，加牡丹皮、栀子；月经不调者，加益母草；发于头面者，加蔓荆子、菊花；发于下肢者，加木瓜、牛膝。

（2）肝肾不足证

主症：多见于体虚或有家族史的患者。病史较长，白斑局限或泛发，其上毛发变白，伴有头晕耳鸣，失眠健忘，腰膝酸软，舌质红，少苔，脉细弱。

治法：滋补肝肾，养血祛风。

方药：二至丸合五子衍宗丸或六味地黄丸加减。

加减：神疲乏力者，加党参、黄芪；真阴亏损者，加阿胶；夜寐不安者，加磁石、夜交藤。

（3）气血瘀滞证

主症：病程缠绵，或有外伤史，白斑局限或泛发，边界清楚，舌质紫暗或有瘀斑、瘀点，苔薄白，脉涩。

治法：活血化瘀，通经活络。

方药：通窍活血汤加减。

加减：跌打损伤后发病，局部有刺痛者，加乳香、没药。

2. 中成药

（1）逍遥丸：疏肝解郁，健脾养血。适用于白驳风肝郁气滞证。

（2）左归丸：滋肾补阴。适用于白驳风肝肾不足证。

（3）五子衍宗丸：补肾益精。适用于白驳风肝肾不足证。

（4）白灵片：活血化瘀，增加光敏作用。适用于白驳风气血瘀滞证。

（5）白癜风胶囊：益气行滞，活血祛风。适用于白驳风气血瘀滞证。

3. 外治疗法

（1）补骨脂酊或菟丝子酊涂擦患处，每日1次，涂药后晒太阳或照紫外线灯，以皮损充血为度。

（2）陀僧散，用新鲜茄片蘸药末涂擦患处，每日1次。

（3）针灸疗法

①体针：主穴取血海、三阴交、足三里、风市。情志不遂者，配太冲、期门；肝肾不足者，配肝俞、肾俞、命门；气血瘀滞者，配大敦、行间、膈俞。每次可选用2~4穴，留针10~15分钟，每日1次或隔日1次，10~15次为1个疗程。

②耳针：选取与皮损相应的区域，配合内分泌、肾上腺、交感、枕部等，每次选用2~3穴，单耳埋针，双耳交替，每周轮换1次。

③梅花针：在皮损周围围刺，用强刺激手法，皮损中心用弱刺激，每周2~3次。

（4）自血疗法：皮损范围较小者，可抽取静脉血后，立即注射到白斑的皮下，以皮损处出现青紫为度，每周2次，10次为1个疗程。

（5）发疱疗法：用棉签等蘸取斑蝥酊液（斑蝥50g，用95%酒精1000ml浸泡2周）涂于白斑处，每日2~3次，发疱后停止涂药，水疱发起1天后，用消毒针刺破，放出液体，让其自然干涸，水疱过大自行溃破，可外涂治烧伤类软膏。待疱痂脱落愈合后，视色素沉着情况第2次涂药，发疱3次为1个疗程。

（六）预防与调摄

（1）可进行适当的日光浴及理疗，注意光照的强度和时间，并在正常皮肤上搽避光剂和盖遮挡物，以免晒伤。

（2）避免滥用外用药，尤其是刺激性强的药物，以防止损伤肌肤。

（3）精神愉快，坚持治疗，树立信心，愈后巩固治疗，防止复发。

（4）多食黑木耳、动物肝脏、胡桃、黑豆、黑芝麻、豆类制品。

（5）避免接触可能引起白癜风的化学物质及药物。

（七）病案举例

案例1

李某，男，21岁。

初诊时间：2018年4月15日。

主诉：下颌部及双手背起白斑1年，加重1个月。

现病史：患者诉1年前因起水痘挠抓后双手背侧起片状色素脱失斑，于社区及私人诊所治疗，给予药物口服（具体药名不详），服药期间皮疹未见明显好转，1个月前，因压力大，下颌部新起数片色素脱失斑，未予系统治疗。纳可，夜寐欠佳，多梦，二便调，舌暗红，苔黄，脉弦细。

皮肤科专科情况：双下颌部及手背部可见片状色素脱失斑。

西医诊断：白癜风。

中医诊断：白驳风。

中医辨证：气滞血瘀证。

中医治法：活血化瘀，疏肝理气。

中医外治：火针疗法。

处方：血府逐瘀汤加减。

浮萍 10g	炒桃仁 15g	当归 10g	赤芍 12g
白芍 12g	生地黄 15g	桑枝 10g	炒蒺藜 10g
甘草 3g	柴胡 9g	紫苏梗 10g	合欢皮 10g
茯神 15g	麸炒枳壳 9g	丹参 10g	鸡血藤 20g

7剂，免煎冲剂，每日1剂，分早晚2次饭后30分钟冲服。

二诊：服上方10剂后，患者自述睡眠较前好转，失眠多梦减轻，皮疹未见明显变化，下一步仍守上方，加桂枝6g。

三诊：服上方10剂后，患者片状白斑变红，部分白斑上可见散在色素沉着，纳可，夜寐欠佳，下一步仍守上方，加首乌藤20g。

案例点评：本案患者的皮损表现为典型的色素完全脱失斑，由于情志内伤，肝气郁结，气机不畅，复受风邪，搏于肌肤，肌肤腠理失养，酿成白斑。结合舌脉，辨证为气滞血瘀证。气滞血瘀型白癜风的病因终在血，气滞血瘀，血不养肤，白斑自生，因此治疗此证型白癜风时以"活血化瘀，疏肝理气"为治疗原则。李领娥在治疗上抓住"气滞血瘀"，主张用血府逐瘀汤化裁治疗。方用鸡血藤、当归、赤芍养血活血，通经络，使肌肤气血充足，从而促进白斑消散；桃仁、丹参活血化瘀，配合生地黄清热凉血；白癜风患者容易情志抑郁，肝失调达，加入柴胡、枳壳疏肝柔肝，理气解郁，配合紫苏梗增强行气；由于白斑以双手部较重，加桑枝为引经药；配浮萍、蒺藜祛风解表，宣肺达皮；合欢皮、茯神共奏安神功效；桂枝温通阳气，血得温则行，从而使肌表气血旺盛，气行则血行，使肌肤得到血的濡养，白斑自消；首乌藤归心、肝经，功能养血活血，养心安神；甘草调和诸药。

二诊时患者加用桂枝，借桂枝疏通经脉，助养血活血之功，并能调和营卫。

外用火针疗法，在施术时，确保治疗环境安静，患者心情放松，嘱患者取舒适体位，充分暴露皮损部位，用75%酒精棉棒常规消毒，待酒精充分发挥后，施术者左手持无水酒精灯，火焰尽量靠近皮损处，右手持针灸针烧针至火红或灰白色后迅速垂直点刺皮肤，每秒1~2次，进针1~2mm，针孔间隔3~5mm，从皮损外缘向中心点刺，直至点刺范围约占皮损面积的80%。每周治疗2次，1个月为1个疗程。注意事项：①嘱患者配合施术者操作，避免过度紧张，操作时应避免饱餐后或空腹时进行。②火针完毕后的正常反应为针后当天针孔发红，或者针孔有红色丘疹高出皮肤，甚至有些患者针孔处会有瘙痒不适，不必担心，这是火针后机体的正常反应。数天后可自行消失，不需要特殊处理。③针孔瘙痒不适或局部呈现红晕或红肿未能完全消失时，可拍打，应注意不能搔抓。

④火针治疗后24小时内不要沾水，保护针孔，以免感染，火针治疗期间忌食生冷。

案例2

胡某，女，13岁。

初诊时间：2018年4月2日。

主诉：头皮白斑伴白发约3个月，加重约1周。

现病史：患者诉3个月前无明显诱因，头皮起白斑，就诊于某医科大学第一医院皮肤科，诊断为"白癜风"，予"白癜风丸"及"甘草锌颗粒"口服，用"卤米松乳膏"外用治疗，无好转，纳差，平素嗜食肉类食物，思想压力较大，寐安，舌淡红，苔薄白，脉细。

皮肤科专科情况：前发际线上约2cm正中线旁开1cm处有1cm×2cm大小色素脱失斑，其上可见正常生长的黑发，间有散在的白发。

西医诊断：白癜风。

中医诊断：白驳风。

中医辨证：脾虚血瘀证。

中医治法：益气健脾，补血活血。

中医外治：火针疗法。

处方：健脾汤合四物汤加减。

太子参10g	麸炒白术10g	山药10g	当归10g
防风10g	浮萍10g	炒谷芽10g	丹参10g
赤芍10g	甘草3g		

共7剂，免煎冲剂，每日1剂，分早晚2次饭后30分钟开水冲开后温服。

二诊：患者服上方7剂后，未出现其他不适症状，舌淡红，苔薄白，脉细。

处方：

太子参10g	麸炒白术10g	山药10g	当归10g
防风10g	浮萍10g	炒谷芽10g	丹参10g
甘草3g	紫苏梗15g		

共7剂，免煎冲剂，每日1剂，分早晚2次饭后30分钟开水冲开后温服。

三诊：服上方7剂后，患者未出现其他不适症状。白斑面积未见增大，白斑上可见色素皮岛出现，舌淡红，苔薄白，脉细。

处方：

太子参10g	麸炒白术10g	山药10g	当归10g
防风10g	浮萍10g	炒谷芽10g	丹参10g
甘草3g	川芎9g	紫苏梗15g	赤芍10g

共7剂，免煎冲剂，每日1剂，分早晚2次饭后30分钟开水冲开后温服。

案例点评：本案患者脾胃虚弱，运化失常，故平素纳差、挑食。且小儿病理特点为脾常不足，其脾胃之体成而未全，脾胃之气全而未壮，加之平素嗜食肉类，就会出现脾失健运。经皮损辨证、经络辨证，综观舌脉症，四诊合参，辨证为脾虚血瘀证，治疗以益气健脾，补血活血为主。故选用健脾汤合四物汤加减治疗。方中应用大量益气健脾药物，麸炒白术、太子参补气健脾；山药益气养阴，补脾肺肾；炒谷芽消食和中，健脾开胃；山药性味甘平，补脾益气；白术为补气健脾第一要药，长于补脾以促其运化；甘草善入中焦，具有补益脾气之功，且甘草甜味浓郁，可矫正处方药物的滋味，更有利于小儿遵医嘱服药；太子参既能补脾气，又能养阴，为清补之品，使全方不至于滋腻；丹参、赤芍凉血化瘀；川芎味辛，善于辛散，为"血中气药"，通达气血，且川芎辛温升散，上行头目；浮萍质轻，性上浮，可引诸药直达头面；又因患者长期思想压力较大，气郁，故加紫苏梗宽胸理气。

石门皮科流派善用引经药治疗皮肤病。本病病位在上，且仅限于头部，面积较小，川芎辛温升散，上行头目，浮萍质轻，性上浮，可作为引经药，引诸药直达头面、上肢，治疗头面部皮损效果较好。如患者性情急躁，或发病部位在阴囊、乳头部位等，均应从肝论治，多选用柴胡、香附、当归作为引经药；肺经病证如肺经风热痤疮患者等常选用桑白皮引经入肺；皮损发于腰部或伴有腰背部不适等可加杜仲、川续断；如皮损发于四肢或患者四肢不温，常用桑枝、桂枝引药达四肢；病位在下肢，多选用牛膝引诸药直达病所，且多用川牛膝，因川牛膝长于通经络，怀牛膝长于补肝肾、强筋骨；若皮损发于项、背部，或伴有颈椎、背部不适，多选用葛根，葛根清凉升散，长于缓解外邪郁阻、经气不利、筋脉失养所致的项背部不适。

在治疗上配合火针疗法，火针疗法是用火烧红针尖后迅速刺入皮损内，予以一定的热性刺激，具有针和灸的双重作用，即温热作用。通过火针刺激皮损局部可以有以下作用：①鼓舞人体阳气，扶助人体正气，激发经气，调节脏腑功能，使经络通，气血行，化瘀滞而祛斑。②刺激局部，直达病所，调和气血，促进局部气血通畅。③现代研究发现，火针针刺局部白斑，可以扩张毛细血管，促进血液循环，加强营养供给，激发酪氨酸酶活力，促进黑色素生成，从而达到有效治疗白癜风的目的。治疗过程中针具选用毫火针，其特点如下：针体细，对皮肤损伤轻，在火焰下烧针片刻即针体通红，易于操作，对病变面积较大者可用多针同时治疗，减轻患者痛苦；针孔小，减少了局部感染的风险；针体细小，减轻了火针后的疼痛，针后基本无出血。火针治疗可给予局部拔罐放血治疗，促进局部瘀血的消散，改善郁滞的气机，增强治疗效果。